RENÉ LEBLANC

INSPECTEUR GÉNÉRAL H[re] DE L'INSTRUCTION PUBLIQUE

L'éducation ménagère au Lendemain de la Guerre

SPÉCIMENS DE LEÇONS

SUR

L'ALIMENTATION

(*Programmes officiels de 1887, 1909 et 1913*)

PARIS

LIBRAIRIE GÉNÉRALE DE L'ENSEIGNEMENT

E. ORLHAC, ÉDITEUR

1, RUE DANTE, 1

0 fr. 35

L'Éducation ménagère

au Lendemain de la Guerre

SPÉCIMENS DE LEÇONS

SUR

L'ALIMENTATION

PAR

RENÉ LEBLANC

INSPECTEUR GÉNÉRAL H^re^ DE L'INSTRUCTION PUBLIQUE

(PROGRAMMES OFFICIELS DE 1887, 1909 ET 1913)

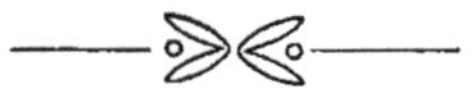

PARIS

LIBRAIRIE GÉNÉRALE DE L'ENSEIGNEMENT

E. ORLHAC, ÉDITEUR

1, RUE DANTE, 1

TABLE DES MATIÈRES

(1) La publication de ces leçons a été faite dans le *Journal des Instituteurs* dirigé par M. AD. SEIGNETTE, inspecteur général honoraire de l'enseignement primaire.

L'ÉDUCATION MÉNAGÈRE
AU LENDEMAIN DE LA GUERRE

CE QU'ELLE DEVRAIT ÊTRE EN FRANCE
d'après les programmes officiels

Les exigences de la vie matérielle ont augmenté sans cesse depuis nombre d'années, tandis que les ressources permettant d'y faire face n'ont pas toujours suivi la même progression; il en est résulté, soit des privations, soit une rupture de l'équilibre budgétaire, dans les familles vivant de leur travail, c'est-à-dire presque partout. Cette situation inquiétante s'est aggravée du fait de la guerre, et à ce point que la solution du problème de la *vie à bon marché* s'impose. L'urgence en est reconnue par l'opinion et les pouvoirs publics, et déjà diverses associations philanthropiques en ont abordé l'étude.

L'Alliance d'hygiène sociale, présidée par M. Léon Bourgeois, inaugurait récemment à son siège, rue Las Cases, une série de conférences sur *la Guerre et la Vie de demain*. Au point de vue sanitaire, l'hygiène en général, celle de l'habitation, du vêtement et surtout de l'alimentation y tiendront sans doute une large place. Si l'on remarque que ces chapitres d'enseignement figurent aux programmes officiels (1), on conclura que l'école serait un collaborateur précieux, indispensable même, dès le début, pour assurer le succès de l'œuvre entreprise. Il m'a paru utile de rappeler sous quelle forme et dans quelle mesure cette collaboration peut intervenir.

«*En tout pays*, écrivait Gréard, il y a un demi-siècle, *le but de l'école est la préparation à la vie.* » Et, dans ses « Directions pédagogiques » de 1887, il précisait les moyens à employer en matière d'éducation morale, intellectuelle, physique ou professionnelle ; en outre il répartissait les trente heures de la semaine, d'après l'importance respective de chaque branche, sans empiétement de l'une sur les autres :

(1) Les numéros de mai 1913 du *Journal des Instituteurs* ont reproduit ces programmes qui n'ont été réunis dans aucun document officiel ; ils sont épars dans le *Bulletin administratif de l'Instruction publique*, on les trouvera rassemblés ci-après.

L'éducation morale pénètre l'ensemble; l'éducation intellectuelle absorbe, en fait, la plus grande partie de l'horaire, sans doute parce qu'elle se prête mieux que les autres aux sanctions d'examen; depuis quelques années, l'éducation physique occupe une place marquée dans les écoles de garçons; enfin l'éducation professionnelle, qui consiste d'abord en une simple orientation des leçons de choses expérimentales vers les applications usuelles, se précise ensuite selon les besoins du milieu où l'école est située : enseignement agricole à l'école rurale, manuel et ménager à l'école de filles, etc.

Dans ce qui va suivre, il s'agira exclusivement d'instruction ménagère; m'appuyant sur de nombreuses constatations faites au cours de vingt années d'inspection, je démontrerai que les notions d'économie domestique prévues par le législateur de 1882, réglementées en 1887, sont pratiquement applicables à l'école primaire, à la condition, pour les maîtres, de se conformer à l'esprit et même à la lettre des programmes.

L'objection généralement faite à toute innovation, en matière d'enseignement élémentaire, porte sur l'âge des enfants et sur le manque de temps; il est facile de la renverser A-t-on remarqué, d'une part, que l'instruction dont il s'agit. s'appuyant sur des notions scientifiques expérimentales pré, sentées sous forme de leçons de choses, ne saurait commencer qu'à la fin du cours moyen? A ce moment, elle ne dépasse plus la portée d'intelligence des enfants. D'autre part, la comparaison de l'horaire et du programme permet de constater que quarante heures suffisent annuellement pour établir les notions scientifiques indispensables et les orienter vers les applications usuelles, en l'occurrence vers celles du ménage.

J'estime, avec beaucoup d'autres, que, vers la fin du cours moyen, le maître a bien rempli sa tâche si son petit monde sait « lire, écrire et compter », s'il soigne son langage et s'il a acquis déjà quelques bonnes habitudes d'ordre et de propreté; n'en demandons pas davantage jusque-là. On dit nos programmes trop vastes ; j'ai souvent constaté que leur surcharge résulte généralement de l'interprétation qu'on en fait. En supprimant les commentaires superflus, les extensions inutiles, et surtout en les extirpant des questions d'examen, la tâche de chacun serait ramenée à des limites raisonnables.

J'ai eu fréquemment à déplorer le zèle de maîtres lancés au delà des limites primaires sans avoir mesuré la portée d'intelligence de leur jeune auditoire et le profit que celui-ci pouvait tirer de la leçon : ici, dans un cours moyen, un long exposé roule sur les différentes formes de l'article, sans oublier l'article partitif; là, une leçon de choses, *sans choses*, a pour principal résultat de faire prendre aux enfants de fâcheuses habitudes d'esprit, ils se paient de mots et les idées manquent; ailleurs, on décrit complaisamment, au tableau noir, le remplissage d'un tube thermométrique, devant des élèves incapables ensuite d'évaluer la température ambiante avec un thermomètre... J'arrête l'énumération qui pourrait être longue, et je conclus à beaucoup de temps perdu.

« Le temps est comme l'argent, dit un vieil adage, n'en perdez pas, vous en aurez assez .» On emploiera judicieusement celui dont on dispose, pour l'enseignement ménager, en établissant d'abord, expérimentalement et non d'une façon purement verbale, la terminologie indispensable; l'éducation scientifique y trouvera son compte en même temps que la culture et le développement de l'esprit d'observation ; l'orientation professionnelle des notions acquises complétera cette première ébauche qui se précisera par la suite.

Ici, comme en bien des cas, le talent du maître consistera à *savoir choisir*; et l'un des meilleurs choix sera représenté, pour les premières leçons, par les notions scientifiques dont les applications formeront ensuite la partie professionnelle de l'enseignement. Un exemple, emprunté à l'enseignement agricole dont une partie intéresse la ménagère, va me permettre de préciser ces indications.

Au début de l'année scolaire, on étudiera — toujours expérimentalement — les substances nutritives absorbées par les plantes; on constatera ensuite la présence de celles-là dans quelques-unes de celles-ci, par exemple dans les résidus de leur combustion; plus tard, quand viendront les travaux champêtres, ou horticoles, on mettra en évidence l'action des principaux engrais sur les végétaux cultivés (cultures démonstratives au jardin). Si la première partie est limitée à ce qui est indispensable pour comprendre la seconde, le temps inscrit à l'horaire suffira pour satisfaire aux exigences du programme, même en y comprenant celui que demande toujours la préparation matérielle des démonstrations. Un maître habile saura gagner du temps en faisant, d'une pierre, deux coups : l'éducation scientifique et son orientation professionnelle.

Pour montrer comment on peut atteindre ce double but, voici quelques spécimens de leçons empruntées au chapitre de l'Alimentation :

EFFETS DE LA CUISSON SUR LES DENRÉES ALIMENTAIRES ; VALEUR NUTRITIVE DES ALIMENTS ; QUILIBRE HYGIÉNIQUE DES MENUS.

SPÉCIMENS DE LEÇONS

aux cours supérieurs et complémentaires

EFFETS DE LA CUISSON SUR LES ALIMENTS

Nous consommons peu d'aliments crus; sauf quelques coquillages, divers fruits ou légumes, des fromages et autres produits de laiterie, les denrées alimentaires servies sur nos tables ont été soumises à la cuisson : d'où une modification, parfois profonde, de leurs propriétés physiques et chimiques, modification que la ménagère doit connaître pour en tirer des conclusions et des applications pratiques.

Notons tout d'abord que la température doit s'élever suffisamment pour tuer les *microbes pathogènes* (qui engendrent la maladie).

La transformation des principes nutritifs contenus dans nos aliments dépend à la fois de leur nature et de la température à laquelle ils sont portés : jusqu'à 60 degrés, par exemple, l'action est peu appréciable; vers 100°, en présence de l'eau, les féculents passés déjà à l'état d'empois achèvent de se solubiliser sous forme de dextrine, premier acheminement vers le sucre ; au delà de 100°, les modifications s'accentuent, comme on va le voir; puis, à partir de 250°, les matières organiques se carbonisent et deviennent impropres à l'alimentation. L'action utile de la cuisson est donc comprise entre 50 et 250°; mais il importe que la cuisinière sache atteindre, sans la dépasser, la température nécessaire à la réussite de chaque opération.

Laissant de côté les substances minérales, eau et sels, que la chaleur évapore, solubilise ou concentre sans en modifier la composition, nous répartirons en trois catégories les aliments organiques d'origine animale ou végétale : *aliments hydrocarbonés* et *aliments gras* qui sont ternaires, c'est-à-dire formés de trois éléments (carbone, hydrogène, oxygène); et *aliments protéiques* qui sont quaternaires ou formés de quatre éléments, savoir, les trois précédents, avec de l'azote en plus.

Ces substances sont rendues assimilables, en grande partie, par la digestion; c'est-à-dire que les sucs sécrétés par l'appareil digestif solubilisent tout ce qui enrichira le sang. La digestion sera donc d'autant mieux assurée que les sécrétions le seront elles-mêmes, et que les aliments se prêteront mieux à leur attaque.

Un mets appétissant « fait venir l'eau à la bouche » ; cette eau ou mieux cette salive commence, avec la mastication, une digestion qui se continue dans l'estomac. La saveur communiquée au bouillon par l'*osmazôme* de la viande, le fumet du rôti cuit à point, ou simplement la vue d'une friandise, du dessus croustillant d'une pâtisserie, etc., excitent l'appétit en provoquant les sécrétions nécessaires à une digestion normale. Le talent de la cuisinière consiste précisément à stimuler l'appétit des convives, et à leur préparer des aliments faciles à mâcher et à digérer ; ce talent s'acquiert surtout par la pratique, mais diverses observations, telles que les suivantes, allègent la tâche en l'éclairant scientifiquement (1).

Composition des denrées alimentaires. — A l'occasion des leçons de sciences expérimentales, on aura séparé le gluten de l'amidon dans la farine de blé, la fécule de la cellulose dans la pulpe de pomme de terre ; une manipulation peu compliquée aura permis de coaguler l'albumine végétale contenue dans le jus extrait de cette pulpe, de comparer les deux albumines, celle de la pomme de terre (végétale) et celle du blanc d'œuf (animale), etc. On aura ainsi les éléments nécessaires à la classification, ci-dessus indiquée, des principes alimentaires en trois catégories : hydrates de carbone, graisses, albuminoïdes.

Hydrates de carbone. — On les considère comme formés par l'union du carbone avec les éléments de l'eau ; ils sont représentés par les *fécules*, les *celluloses* et les *sucres*. Ces derniers sont solubles dans l'eau, mais le sucre ordinaire, de canne ou de betterave, n'est assimilable qu'après une transformation (interversion) qui se produit sans que la cuisinière ait à s'en préoccuper.

La *cellulose* devient difficilement soluble, même par la cuisson ; elle est donc peu digestible et par conséquent peu nutritive ; son rôle, pendant le parcours du tube digestif, a été comparé à celui d'un balai.

Les *féculents*, quoique insolubles tout d'abord, deviennent facilement assimilables. Quand on chauffe de la fécule ou de l'amidon dilué dans l'eau, la masse laiteuse s'éclaircit peu à peu ; elle est devenue transparente lorsque les enveloppes concentriques formant chaque grain sont crevées. Alors, sous l'influence de la chaleur, l'amidon insoluble se transforme en dextrine soluble qui, sous l'action des sucs acides de l'estomac, sera préparée à devenir du sucre par l'action glycogénique du foie.

La transformation des féculents en glucose commence donc dans l'ustensile culinaire et, selon qu'elle y sera plus ou moins

(1) Sous peine de tomber dans l'empirisme, le professeur doit appuyer ses explications sur des notions scientifiques élémentaires mais précises ; celles-ci, remarquons-le une fois pour toutes, ne dépassent pas le niveau des programmes de l'école élémentaire (cours supérieur). L'étude de leurs applications sera simplifiée en groupant les aliments d'après leur composition.

avancée, le travail de l'appareil digestif sera plus ou moins facilité.

Si un féculent est soumis à la chaleur sèche, comme l'amidon de la croûte du pain dans le four du boulanger, la même transformation s'opère; il suffit, pour s'en convaincre, de conserver, dans la bouche, une croûte de pain après l'avoir mâchée : on perçoit bientôt une saveur franchement sucrée. Tout le monde apprécie la saveur du pain grillé.

La cuisson d'un légume le désagrège ; les féculents tendant à devenir solubles se détachent peu à peu du réseau de cellulose qui les emprisonnait ; leur attaque par les sucs digestifs se trouve ainsi toute préparée.

Il convient de remarquer que la température d'une préparation culinaire comportant une grande quantité d'eau (bouillon, potage, etc.) ne saurait dépasser celle de l'ébullition, soit environ 100°; la carbonisation de l'aliment n'est donc pas à craindre si l'on prévient le *coup de feu*, c'est-à-dire l'action intense du foyer sur des aliments tassés contre la paroi de l'ustensile qui les renferme.

Graisses. — Le beurre et les graisses fondent à feu doux ; le changement d'état physique ainsi obtenu permet la séparation des éléments étrangers : l'eau s'évapore et les petites bulles qui se dégagent produisent, dans la masse, une sorte de frémissement très différent d'une ébullition.

Le caséum resté dans le beurre frais, ou les tissus membraneux retenus par les graisses, peuvent être facilement séparés, ce qui assure la conservation du produit.

Lorsqu'on chauffe un corps gras liquide, graisse fondue ou huile, la température s'élève progressivement, sans arrêt à un point fixe; ce que l'on prend alors pour une ébullition est une décomposition. On ne saurait, en effet, distiller un corps gras, c'est-à-dire le transformer en une vapeur dont la condensation redonnerait le liquide primitif. Vers 300 degrés et au delà, l'huile et la plupart des graisses se scindent en deux : d'une part, des gaz inflammables qui se dégagent; d'autre part, du charbon qui se dépose en communiquant à la masse une teinte de plus en plus foncée, en même temps qu'une amertume (acroléine) extrêmement désagréable.

La cuisinière experte sait conduire son feu de façon à éviter ce genre d'accident, notamment dans la préparation des sauces où la graisse est abondante. Quand elle prépare un *roux*, par exemple, il lui faut arrêter l'action de la chaleur au point voulu, selon la teinte à obtenir : à cet effet, elle *mouille* la préparation, c'est-à-dire qu'elle ajoute de l'eau, ou mieux du bouillon, en quantité suffisante pour que la température de la masse liquide ne puisse plus dépasser le point d'ébullition; or, cette fois, il y en a un qui reste dans le voisinage de 100°.

Albuminoïdes. — L'albumine, dont le blanc d'œuf est le type, se coagule par la chaleur à partir de 70° environ. Chacun connaît cette transformation : un œuf plongé dans l'eau bouillante pendant une minute se coagule seulement sur le quart extérieur de son épaisseur ; il faut cinq minutes pour que l'œuf soit *cuit dur*.

Le mode de préparation, œufs à la coque, brouillés, pochés, sur le plat, à la neige, au fromage, omelettes, etc., influe sur la digestibilité ; en général, celle-ci diminue avec la cuisson. L'albumine coagulée est plus ou moins consistante suivant son état d'hydratation, mais on ne peut formuler, à cet égard, aucune précision ; voici néanmoins quelques observations intéressantes.

L'albumine d'une viande se coagule lentement ou brusquement selon qu'elle est lentement échauffée ou brusquement *saisie* ; dans le premier cas, elle reste peu consistante ; dans le second, elle enrobe le morceau d'une enveloppe étanche.

Quand on prépare le pot-au-feu, on chauffe progressivement ; l'albumine qui reste très aqueuse, partant peu résistante, ne peut former un enrobage étanche et les sucs se mêlent au bouillon. Au contraire, dans un rôti où la viande est brusquement saisie par les radiations d'un foyer ardent, l'albumine de la couche extérieure se coagule sous forme plus consistante, moins hydratée, et enrobe le morceau d'une enveloppe imperméable aux jus intérieurs ; ceux-ci se concentrent, sans expansion appréciable au dehors.

La cuisson des pommes de terre présente des faits analogues. Une purée ou un ragoût de pommes de terre forme une masse à peu près homogène comme consistance et comme saveur ; il n'en est pas de même des pommes frites, car ici l'albumine intervient, comme dans le rôti, en produisant des effets analogues.

La pomme frite imprégnée de graisse est indigeste ; au contraire, la pomme soufflée, beaucoup moins grasse, digère avec facilité. Pour qu'une tranche de pomme de terre, d'épaisseur uniforme, se souffle, il faut que l'albumine des cellules extérieures soit brusquement coagulée de façon à former une enveloppe étanche et résistante. A cet effet, une première immersion dans la graisse chaude assure un commencement de cuisson ; l'eau des cellules intérieures empêche la graisse de pénétrer. Une seconde immersion dans la graisse fumante produit la coagulation recherchée, de consistance voulue ; en même temps, l'eau restée à l'intérieur de la tranche se volatilise sans pouvoir s'échapper du petit sac imperméable d'albumine coagulée et elle gonfle ce sac, ce qui s'oppose à la pénétration de la graisse au dedans.

En résumé, la cuisson des aliments a pour effet de les désagréger, ce qui facilite leur mastication d'abord, et ensuite leur attaque par les sucs digestifs ; elle contribue puissamment à rendre les mets plus appétissants en provoquant la sécrétion de ces sucs.

VALEUR NUTRITIVE DES ALIMENTS

I. — Expériences préliminaires.

Les notions scientifiques élémentaires sur lesquelles repose le calcul d'une VALEUR NUTRITIVE se rapportent aux *combustions* vives ou lentes des matières *organiques* ; les premières leçons auront montré que les substances provenant d'un *organe* vivant, animal ou végétal, renferment du carbone et de l'hydrogène, puisque leur union avec le comburant contenu dans l'air produit de la vapeur d'eau et du gaz carbonique. Le matériel nécessaire aux démonstrations expérimentales se trouve dans tous les ménages; je me borne à en rappeler l'emploi.

EXPÉRIENCE. — Dans une carafe vide, introduire une brindille de bois sec allumée par un bout : les parois de la carafe se couvrent aussitôt d'une buée de vapeur condensée. Quand la combustion cesse, faute de comburant, retirer le combustible non consumé, verser un peu d'eau de chaux et agiter après avoir fermé la carafe de la paume de la main : un trouble apparaît qui est dû à la formation d'un peu de craie résultant de la combinaison de l'acide carbonique avec la chaux ; en outre, un vide partiel se manifeste par l'attraction de la paume de la main, ce qui indique une absorption des produits de la combustion.

La reconstitution ou *synthèse* de la craie aura été précédée de sa décomposition ou *analyse*, si l'on a préparé la chaux vive nécessaire à la fabrication de l'eau de chaux ; c'est une expérience recommandable et facile à exécuter, avec le concours des élèves, en utilisant le poêle qui chauffe la classe.

EXPÉRIENCE. — Choisir, dans la boîte de craie, deux bâtons dont on égalise les poids en grattant le plus lourd : placer l'un d'eux à l'endroit le plus vif du foyer, de façon à le porter au rouge pendant une demi-heure ; après refroidissement du morceau de craie *cuite*, ou de tous ses fragments, comparer son poids à celui de la craie *crue* ; il a presque diminué de moitié : la perte représente le gaz carbonique dégagé. Le dégagement gazeux serait visible dans la décomposition d'une pierre calcaire par de l'eau acidulée.

Mettre ensuite les deux morceaux de craie cuite et crue dans une soucoupe contenant un peu d'eau ; la craie n'ayant pas subi l'action du feu se mouille, tout simplement ; l'autre foisonne bientôt et tombe en poussière : c'était de la *chaux vive* qui est devenue *chaux éteinte* : elle est un peu soluble dans l'eau, 2 grammes environ par litre, et sa solution filtrée, ou clarifiée par décantation, constitue le *réactif* du gaz carbonique, l'*eau de chaux*.

Appliquons maintenant les notions précédentes à l'étude élémentaire de notre sujet.

Le corps de chacun de nous est le siège de combustions lentes, indispensables à l'entretien de la chaleur animale, de la vie par conséquent, et produisant, comme la combustion vive qui vient d'être rappelée, une élévation de température avec un dégagement de vapeur d'eau et de gaz carbonique. Projetée sur une vitre froide, notre haleine, en effet, laisse une buée, et en soufflant, au moyen d'une paille, dans de l'eau de chaux, celle-ci se trouble. La combustion dont nous sommes le siège est ainsi mise en évidence : le comburant est puisé, par les poumons, dans l'atmosphère ; le combustible est fourni par les aliments. Examinons la nature de ce combustible dans le premier de nos aliments, le pain, ou mieux dans la farine dont il est fait ; la séparation des éléments ou *principes immédiats* qui la composent est des plus simples.

Expérience. — Avec de la farine et de l'eau, confectionner, dans une assiette ou une soucoupe, une pâte épaisse et homogène ; en détacher un fragment qu'on roule dans la farine pour en faire une boulette, de la grosseur d'une noix. Tremper cette boulette, en la pressant légèrement des doigts, dans l'eau que contient une terrine ou mieux un vase de verre ; un bocal permet de voir ce qui se passe. Soulever la boulette hors de l'eau et la retremper un grand nombre de fois, en la comprimant sans l'étendre, jusqu'au moment où il ne reste plus dans les doigts qu'une matière élastique grisâtre qui n'adhère plus aux doigts et ne blanchit plus l'eau dans laquelle on la trempe : c'est du gluten.

Par le repos, une mince couche blanche se rassemble au fond du bocal : c'est de l'amidon.

Ce dernier, comme toutes les fécules, est un composé hydrocarboné, c'est-à-dire formé par la combinaison du *carbone* avec les éléments de l'eau, *hydrogène* et *oxygène*.

Le gluten renferme un quatrième élément, l'*azote* ; il en est de même de la *légumine* des haricots, des pois, des lentilles, de l'*albumine* formant le blanc d'œuf, de celle du sang, de la viande, etc.

La combustion des substances azotées ou *quaternaires* fournit, comme celle des substances hydrocarbonées ou *ternaires*, un dégagement de vapeur d'eau et de gaz carbonique ; mais elle produit en outre des *sels ammoniacaux* qu'on retrouve partiellement dans la *suie* des cheminées. Qu'il nous suffise de savoir, pour le moment, que la partie azotée de nos aliments est indispensable à la formation et à l'entretien de tous les tissus charnus de notre corps, notamment de nos muscles.

Chacun a remarqué qu'une tranche de pain mise à rôtir et oubliée devant le feu se carbonise : une partie de l'eau des éléments hydrocarbonés se vaporise et le carbone restant communique à la couche extérieure une teinte jaunâtre, puis roussâtre, qui se fonce de plus en plus jusqu'au noir.

EXPÉRIENCE. — Soumettre une tranche mince de pain à la température intérieure du poêle qui nous a servi à préparer de la chaux vive : tout le carbone étant brûlé, il reste seulement un peu de cendres qu'il est facile de recueillir si le pain a été enfermé préalablement dans une boîte de tôle ou de fer-blanc (boîtes à pastilles, à cirage, etc.).

Cette cendre constitue la partie *minérale* de la farine ; elle entre dans la constitution des os, de la matière cérébrale, des masses nerveuses, partout, sauf dans les graisses ; mais la ménagère n'a pas à s'en préoccuper, les aliments qu'elle prépare en sont suffisamment pourvus; les denrées alimentaires productrices de chaleur l'intéressent, au contraire, au premier chef.

CHALEUR ANIMALE. — Quand nous sommes en bonne santé, la température de notre corps se maintient au voisinage de 37° ; dans nos climats tempérés, celle du milieu où nous vivons est inférieure ; si elle s'abaisse par trop dans les locaux habités, on y allume du feu. Quoi qu'il en soit, la différence de température entre le milieu ambiant et l'intérieur de notre corps produirait un refroidissement de celui-ci, si une source de chaleur ne venait combler le déficit ; une variation de 2 ou 3 degrés en moins, ou en plus, de la température de nos organes amène toujours des désordres graves : inanition, fièvre, etc.

Une source de chaleur intérieure nous est donc indispensable : les aliments fournissent le combustible que la digestion transforme en *chyle* ; celui-ci, mêlé au sang, est porté, par la circulation, en tous les points du corps *où il brûle*, grâce à l'oxygène amené par la respiration et fixé (hématose) sur les globules sanguins. La combustion s'effectue dans les *tissus capillaires* qui réunissent les dernières ramifications des *artères* à celles des *veines* et il en résulte, comme dans les combustions ordinaires, un dégagement de chaleur avec production de vapeur d'eau et de gaz carbonique, ainsi que les expériences précédentes l'ont prouvé.

La **valeur nutritive** *d'un aliment dépend donc essentiellement de la quantité de chaleur produite par sa combustion* et, par conséquent, *de la quantité de substances* COMBUSTIBLES *et* DIGESTIBLES *qu'elle contient.*

Trop souvent j'ai constaté que cette vérité fondamentale est inconnue ou méconnue dans l'enseignement ménager des écoles primaires supérieures et même des écoles normales ; j'en ai rarement vu l'application, aussi voudrais-je indiquer à mes lecteurs, et surtout à mes lectrices, en quoi, à mon avis, elle devrait consister.

Qu'une combustion soit vive ou lente, c'est-à-dire avec ou

sans flamme, *la quantité de chaleur produite est la même pour un même poids du même combustible complètement brûlé.* Cette quantité a été rigoureusement mesurée, pour toute substance combustible connue, par un nombre considérable d'expériences précises qui se contrôlent : MM. A. Gautier, Landouzy, en France, Atwater, en Amérique, etc., ont dressé des tableaux (1) de ces résultats pour la plupart de nos aliments, ce qui permet, à toute personne sachant calculer, de déterminer la quantité de chaleur produite par la partie assimilable des mets qui composent un menu.

Avant de montrer comment on applique ces résultats, il ne sera pas inutile d'indiquer, au moins succinctement, comment on les a obtenus.

II. — Notions de calorimétrie appliquées à l'alimentation.

L'unité de chaleur est la **calorie** ; *c'est la quantité de chaleur que doit absorber un kilogramme* (2) *d'eau pour que sa température s'élève d'un degré centigrade* ou bien celle qu'il perd pendant que sa température s'abaisse d'un degré.

Le nombre de calories dégagées par la combustion complète, lente ou vive, d'un gramme de chacun des combustibles connus s'appelle *chaleur de combustion.*

On se fera une idée de la méthode opératoire, employée pour mesurer les chaleurs de combustion, en imaginant un petit compartiment métallique dans lequel on place le combustible ; par un côté de ce compartiment, on fait arriver le comburant, soit un courant d'oxygène convenablement réglé ; les produits de la combustion sont aspirés et refroidis, de l'autre côté, par un tube en serpentin plongé, comme tout l'appareil, dans une seconde enveloppe pleine d'eau ; l'ensemble de cet agencement constitue un *calorimètre.*

On conçoit que l'élévation de température obtenue permette d'évaluer la quantité de chaleur produite par la combustion ; si cette élévation équivaut à un degré pour un kilogramme d'eau, on en conclut que la chaleur produite est d'une calorie.

La combustion complète d'un gramme d'*amidon*, de *sucre* ou d'*albumine*, à l'état pur, dégage à peu près 4 calories : celle d'un gramme de *graisse*, d'*huile*, de *beurre*, également purs, en fournit un peu plus du double. Dans les calculs indiqués ci-après, on a compté, en chiffres ronds, 8 calories par gramme pour les corps gras, et 4 pour les autres.

Les quantités de chaleur produite par les combustions lentes dont nous sommes le siège, soit pendant le repos, soit pen-

(1) Voir plus loin un extrait de ces tableaux : il en existe un moins incomplet dans les *Notions scientifiques d'enseignement ménager* (Librairie Larousse).

(2) Suivant que l'on compte par gramme, ou par kilogramme, les calories sont dites *petites* (gramme-degré) ou *grandes* (kilogramme-degré).

dant le travail à ses divers degrés d'activité, ont été mesurées aussi, avec précision, en opérant directement sur des individus séjournant, tantôt au travail, tantôt au repos, dans un *calorimètre respiratoire* d'une capacité suffisante (4 ou 5 mètres cubes) dont la description ne saurait trouver place ici. En pratique, il suffira de connaître, d'une part, les résultats obtenus pour les aliments consommés habituellement et, d'autre part, la quantité de calories à fournir à chacun pour subvenir à ses besoins.

On a trouvé que 30 calories sont nécessaires, par kilogramme de son poids corporel, à un individu restant au repos pendant toute une journée ; on assurera son entretien (son poids étant, je suppose, de 60 kilogrammes) en lui faisant consommer des aliments dont la combustion dégagera 30 × 60 ou 1800 calories. Cette quantité de chaleur pourra être fournie par une ration alimentaire qui contiendrait, par exemple :

75 grammes d'albuminoïdes provenant de viandes, œufs, etc. ;
300 grammes d'hydrocarbonés provenant de fécules, sucres ; et
37 gr. 5 de graisses.

Conformément à ce qui précède le total des calories s'établirait ainsi :

$$[(75 + 300) \times 4] + (37,5 \times 8) = 1800.$$

D'une façon analogue, on pourra dresser, pour chaque personne, une sorte de *bilan alimentaire* si l'on connaît, d'une part, son poids et la nature de ses occupations et, d'autre part, les quantités de chaleur dégagée par les aliments qu'elle consomme. L'égalité entre la chaleur nécessaire et la chaleur fournie exprimera l'équilibre des conditions de bonne santé.

On admet généralement, en nos climats tempérés, que le nombre moyen de calories s'élève à 30, par vingt-quatre heures, pour chaque kilogramme du poids des individus qui ne se livrent à aucun travail musculaire fatigant ; ce chiffre de 30 représente la *ration d'entretien*. Pour un travail musculaire modéré, on comptera de 5 à 10 calories en plus par kilogramme corporel ; cette addition représentera la *ration de travail* qui s'ajoutera à la première. Exemples :

A un employé de bureau pesant 60 kilogrammes et manquant d'exercice, une alimentation fournissant 1800 calories (30 × 60) pourra suffire.

A un menuisier de même poids, selon l'activité de son travail, il faudra ajouter, à sa ration d'entretien, une ration de travail fournissant un nombre de calories compris entre 2100 et 2400 calories.

A un terrassier pesant 75 kilogrammes et dépensant une grande énergie musculaire, le total des deux rations, d'entretien et de travail, pourra s'élever à 60 calories par kilogramme corporel, soit un total quotidien de 60 × 75 = 4500 calories.

Aux rations d'entretien et de travail, il en faut ajouter une troisième pour toute personne dont le corps continue à croître, c'est la *ration de croissance*. Il importe de ne pas oublier que, pendant la période de croissance, l'alimentation doit pourvoir, non seulement à l'entretien du corps et à la production de l'énergie, mais encore à l'accroissement des os, des muscles, des nerfs, etc. Un enfant insuffisamment nourri reste chétif : son développement normal exige une nourriture saine et assez abondante en matériaux (albumine et sels) indispensables à la formation des humeurs et des tissus nouveaux.

Le total des trois rations, pour des jeunes gens en pleine croissance effectuant un travail musculaire moyen, dépasse parfois 60 calories par kilogramme corporel.

III. — Spécimen de bilan alimentaire pour une famille de quatre personnes.

A titre d'exemple, appliquons les notions précédentes au calcul du bilan alimentaire d'une famille de quatre personnes : le père, employé sédentaire, pesant 75 kilogrammes : la mère, 60 kilogrammes ; les deux enfants, 65 kilogrammes ; total, 200 kilogrammes. Le nombre de calories étant, en moyenne, de 35 par kilogramme corporel, le premier membre de l'égalité du bilan sera, par jour, de 35 × 200 ou 7 000 calories.

On admet que, pendant plusieurs jours consécutifs, les menus peuvent se compenser, c'est-à-dire que celui d'aujourd'hui, péchant par excès, équilibrera celui d'hier, de demain ou d'après-demain, qui serait en déficit. Il arrive souvent que le même menu reparaît, sans provoquer de lassitude, au même jour de chaque semaine ; et l'équilibre est obtenu si, pour les 7 jours, l'ensemble des denrées consommées fournit 7 fois le nombre quotidien de calories, soit, pour le cas examiné, 7 fois 7 000 ou 49 000 calories, par semaine.

Les modifications apportées dans la composition des menus dépendent surtout de la facilité de se procurer les denrées alimentaires ; ces modifications ne se produisent guère qu'aux changements de saison, encore ne portent-elles que sur quelques spécialités de prix variables : œufs, poisson, légumes, fruits. De sorte que le calcul un peu compliqué du second membre de l'égalité du bilan alimentaire se présentera selon l'abondance ou la rareté de quelques produits, c'est-à-dire quelques fois seulement au cours de l'année.

Pour base de ses calculs, lorsqu'elle établira le point de départ, la ménagère prendra, dans son carnet, la moyenne de ses achats précédents et elle inscrira, pour chaque denrée, la composition en substances nutritives : *albuminoïdes*, *hydrocarbonées* et *grasses* (voir ci-contre).

J'ai réuni, dans le tableau **A**, les données indispensables pour le cas choisi comme exemple ; le tableau **B** en indique l'application, telle que je l'ai relevée dans le carnet bien tenu d'une maîtresse de maison ; les chiffres se rapportent à des denrées de deux provenances : celles qu'on achète et celles que fournit le jardin.

La valeur nutritive globale des premières s'élevant à près de 42000 calories (tableau **B**), j'ai cherché le poids des divers apports du jardin pouvant compléter l'alimentation en fournissant ce qui manque, soit environ 7000 calories, pour obtenir le total nécessaire de 49000 calories ; j'arrive à 48865 calories seulement. La ménagère saura combler largement la différence par un extra (pâtisserie, civet, etc.).

Mais il ne suffit pas d'assurer un nombre déterminé de calories pour que le menu global soit *hygiéniquement équilibré* ; d'autres conditions doivent être remplies, notamment celle du RAPPORT NUTRITIF, appelé aussi RELATION NUTRITIVE ; elles seront examinées plus loin.

COMPOSITION CENTÉSIMALE (1) MOYENNE *de quelques*

A. DENRÉES ALIMENTAIRES.

DÉSIGNATION.	Albuminoïdes.	Hydrocarbonés.	Graisses.	Calories utilisables sur 100 grammes (2).
Lait	3	5	4	65
Pain	9	53	1/2	250
Bœuf gras	14	»	21	225
Veau maigre	16	»	6	110
Mouton, gigot	14	»	15	175
Porc assorti	8	»	56	480
Poisson	12	»	5	90
Œufs, 2 pour 100 grammes	13	»	10	130
Fromage de Gruyère	30	2	30	370
Pommes de terre	2	15	»	70
Légumes verts	5	12	1/2	70
— foliacés	2	5	»	30
Racines	2	7	»	35
Haricots secs	22	60	2	345
Fruits frais	1	12	»	50

(1) La somme des trois premières colonnes retranchée de 100 donne un reste qui représente les déchets, l'eau et les cendres.

(2) Le total des calories utilisables, pour 100 grammes de chaque denrée, s'obtient en multipliant par 4 la somme des albuminoïdes et des hydrates augmentée du double des graisses ; soit pour le lait :

$$[3 + 5 + (4 \times 2)] \times 4 = 64.$$

Tous les nombres de la dernière colonne sont arrondis, c'est-à-dire qu'ils se terminent par 0 ou 5, ce qui donne une approximation suffisante.

Le **rapport nutritif** est représenté par une fraction ayant pour numérateur le nombre de calories fourni par les albuminoïdes, et pour dénominateur le total des autres calories ; soit, pour le lait :

$$\frac{3 \times 4}{[5 + (4 \times 2)] \times 4} = \frac{3}{13} = \frac{23}{100} \text{ ou } 0,23.$$

DENRÉES ALIMENTAIRES CONSOMMÉES
en une semaine

B. PAR UNE FAMILLE DE QUATRE PERSONNES.

DÉSIGNATION et QUANTITÉS.		QUANTITÉS de substances assimilables. Albumi-noïdes.	Hydrocar-bonées.	Grasses.	TOTAL des calories utili-sables.
Pain	7 kg.	630	3 710	35	17 640
Bœuf	1 —	140	»	210	2 240
Veau	2 —	320	»	120	2 240
Mouton	1 —	140	»	150	1 760
Porc	500 gr.	40	»	280	2 400
Poisson	500 —	60	»	25	440
Graisse	500 —	»	»	450	3 600
Lait	7 litres.	210	350	280	4 480
Fromage	500 gr.	150	10	150	1 840
Œufs	12 —	78	»	60	790
Sucre	500 —	»	500	»	2 000
Vin à 7° (calculé en hydrates)	5 litres.	»	600	»	2 400
Totaux		1 768	5 170	1 760	41 830
Produits du jardin.					
Légumes verts	250 gr.	12	30	1	175
— secs	500 —	110	300	10	1 720
— foliacés.	1 500 —	30	75	»	420
Pommes de terre.	5 000 —	100	750	»	3 400
Racines	1 500 —	30	105	»	540
Fruits frais	1 500 —	15	180	»	780
Totaux		297	1 440	11	7 035
Somme des totaux		2 065	6 610	1 771	48.865

Les nombres inscrits dans la dernière colonne ci-dessus s'obtiennent en multipliant par 4 la somme des trois précédentes, celle des graisses étant doublée.

Relation nutritive ou Rapport nutritif $\left\{ \frac{2\ 065}{6\ 610 + (1\ 771 \times 2)} = \frac{2\ 065}{10\ 152} = 0,20... \right.$

ÉQUILIBRE HYGIÉNIQUE DES MENUS

I. — Rapport nutritif.

De nombreuses enquêtes ont été poursuivies, notamment en France et aux Etats-Unis, dans des restaurants, des corporations vivant en commun, etc., sur le régime alimentaire suivi par des milliers de personnes en bonne santé : on a constaté que, le nombre des calories nécessaires pour chacun étant assuré, l'état sanitaire normal correspond à une proportion sensiblement constante entre le poids des aliments azotés, d'une part, et celui des aliments hydrocarbonés et gras, d'autre part, ou plus exactement entre les quantités de chaleur qu'ils fournissent ; on a vu que les graisses, à poids égal, en produisent deux fois plus que les albuminoïdes ou les hydrates : 8 calories par gramme, au lieu de 4, en chiffres ronds. Pour être normale, dans les climats tempérés, cette proportion, appelée RAPPORT NUTRITIF, ou encore RELATION NUTRITIVE, doit avoir une valeur de $\frac{1}{5}$ environ, soit, en fraction décimale, 0,2.

En désignant par A le poids des substances albuminoïdes consommées et assimilables, par H celui des hydrates de carbone et par G celui des graisses, le rapport nutritif peut être représenté sous la forme :

$$\frac{A}{H + 2G}.$$

Cette expression fractionnaire est égale à la valeur normale $\frac{1}{5}$ ou 0,20 pour le cas où $A = 2$, $H = 8$ et $G = 1$ (ou un multiple de ces nombres). On a alors :

$$\frac{2}{8 + (1 \times 2)} = \frac{1}{5} = 0,20.$$

Ce qui, en langage ordinaire, se traduit ainsi :

A 2 d'albumine correspondent
8 d'hydrate de carbone et 1 de graisse, en poids.

Il n'existe pas de denrée alimentaire dont la composition réponde exactement à la relation nutritive considérée comme normale pour nos pays tempérés; celle du lait, qui s'en éloigne le moins, est un peu plus élevée :

$$\frac{3}{5 + (4 \times 2)} = 0{,}23.$$

Celle du pain est inférieure :

$$\frac{9}{53 + 1} = 0{,}17, \text{ etc.}$$

(Voy. tableau **A.**)

En prenant, dans une proportion convenable, des denrées alimentaires de composition connue, il sera toujours possible d'obtenir la relation nutritive normale, pour l'ensemble, à la condition que la relation, pour chaque composant, soit supérieure à 0,2 pour les uns, inférieure pour les autres, par exemple, le pain et le lait; le problème se résout alors en appliquant la règle des mélanges : on trouve 1 de pain pour 3 de lait environ.

Le tableau **B** présente un des cas fréquents; la relation normale y figure sous une forme un peu compliquée :

$$\frac{2065}{6\,610 + (1\,771 \times 2)} = 0{,}20...$$

Pour obtenir que cette expression fractionnaire corresponde à la valeur normale, on dresse d'abord la première partie du tableau, celle qui varie peu, et l'on en déduit le total des calories utilisables, soit environ 42000. Dans l'hypothèse choisie, les apports du jardin fournissent les 7 000 calories complémentaires, tout en assurant le rapport 0,2 : supposons d'abord que les denrées achetées sont dans le rapport normal, et voyons comment on obtient celui-ci pour les autres : ce sera indiquer, sur un cas simple, comment on l'obtient pour les premières.

Les produits du jardin étant répartis en deux groupes, suivant que leur relation nutritive est inférieure ou supérieure à 0,2, on choisit une denrée dans chaque groupe, par exemple, pommes de terre d'un côté, haricots de l'autre : s'aidant ensuite des données du tableau **A**, *dont on ne saurait se passer*, on résout le double problème suivant :

1° *Quelle est la proportion des deux denrées qui donne un rapport de* 0,20?

Réponse : 1 de haricots pour 10 environ de pommes de terre.

2° *Quel poids de chaque denrée faut-il consommer pour obtenir* 7000 *calories ?*

100 grammes de haricots secs fournissent..	345 calories.
1 kilogramme de pommes de terre fournit..	700 —
Total...........................	1045 calories.

Autant de fois 1045 est contenu dans 7000, autant de fois il faudra prendre 100 grammes de haricots et 1 000 grammes de pommes de terre, soit environ 700 grammes des premiers et 7 kilogrammes des secondes.

Selon les circonstances, et pour varier les menus, telle denrée remplacera telle autre de composition analogue ; c'est ainsi que les carottes, les navets se substitueront partiellement aux pommes de terre ; les pois, aux haricots, etc.

Mais que la maîtresse de maison se rassure, ce genre de calcul ne lui sera utile que de temps en temps ; encore se bornera-t-il, le plus souvent, à une vérification, ou à une substitution d'une denrée à une autre équivalente.

En résumé, tout se borne : 1° à assurer le nombre de calories prévues d'après le poids corporel, le genre de travail et l'âge des individus à nourrir : 2° à équilibrer l'ensemble de façon à obtenir la relation nutritive normale.

Au commencement de l'année 1915, la nécessité de résoudre ce problème a été signalée à l'Académie des sciences par l'un de ses membres, le Dr Armand Gautier, à propos de l'alimentation du soldat dans les tranchées. Comparant la dépense de chaleur du soldat, par les intempéries, à celle de l'ouvrier des champs, l'auteur de la communication conclut à la nécessité d'augmenter de 500 calories, au moins, la ration militaire au moyen, par exemple, d'un supplément de 30 grammes de graisse, 150 grammes de pain et un demi-litre de vin, « tonique puissant, ajoute-t-il, que ne saurait remplacer l'alcool ».

Cet exemple suffit à prouver l'utilité, la nécessité même, pour la ménagère, de se rendre compte de la VALEUR NUTRITIVE des aliments qu'elle prépare, et aussi de leur ÉQUILIBRE HYGIÉNIQUE. Malheureusement, l'enseignement ménager actuel ne l'initie même pas à ce rôle ; il reste empirique, c'est-à-dire dépourvu des qualités scientifiques et éducatives qui en constituent la valeur pédagogique.

II. — Observations diverses.

Les enquêtes sur l'alimentation ont fait ressortir d'utiles indications, moins importantes que les précédentes, mais qui ne sauraient manquer d'intéresser les ménagères soucieuses de la santé de leur entourage.

Provenance des albuminoïdes. — Chacun a pu remarquer que les fonctions digestives des gros mangeurs de viande sont souvent troublées ; elles se rétablissent, le plus souvent, par la substitution, au moins partielle, du régime végétarien au régime carné. On recommande la prépondérance des albuminoïdes végétaux sur ceux d'origine animale : l'excès de l'albumine des viandes prédispose, paraît-il, aux affections rhumatismales.

Volume des aliments ingérés. — Quand la capacité stomacale est trop remplie, des malaises surviennent. L'ingestion d'une grande quantité de liquide peut provoquer de vives douleurs (indigestion d'eau). On évitera l'excès dans un sens ou dans l'autre, c'est-à-dire dans la proportion des aliments dilués ou concentrés : l'observation sera le meilleur guide, à cet égard, pour chaque tempérament.

A l'exclusion d'autre nourriture, le pain et le lait suffiraient à assurer non seulement le nombre des calories nécessaires, mais encore leur rapport nutritif normal. Par exemple, 1 kilogramme de pain blanc ordinaire et 3 litres de lait dégagent environ 4 500 calories dont le rapport nutritif $\left(\frac{18}{93} = 0,195\right)$ s'approche sensiblement de la normale ; mais un ouvrier exerçant une profession qui entraîne une dépense quotidienne de 4 500 calories accepterait difficilement l'uniformité d'un pareil régime, et le volume de la nourriture ingérée fatiguerait vite l'estomac. Celui des aliments concentrés présenterait un défaut contraire : une sorte de moyenne paraît donc s'imposer selon les circonstances, les tempéraments et les résultats digestifs.

A égalité de valeur nutritive, le volume des aliments fournissant proportionnellement le moins de calories est évidemment plus considérable que celui des aliments plus riches : il peut en résulter un avantage : exemple : les légumes herbacés, laissant un résidu abondant, agissent souvent à la façon d'un balai, etc.

Proportion des corps gras. — La formule $\frac{A}{H + 2G}$ nous a servi à définir le rapport nutritif et nous avons vu que celui-ci devient normal quand la proportion des trois substances (albuminoïdes, hydrocarbonées et grasses) est représentée par l'expression $\frac{2}{8+1}$, la graisse fournissant, à poids égal, deux fois plus de calories que A ou H.

La proportion de corps gras sera donc normalement de $\frac{1}{2+8+1}$, soit $\frac{1}{11}$ du poids total des matières assimilables : c'est celle qui convient à l'*ensemble* des denrées consommées en climat tempéré. Mais, pour la préparation de chaque plat, la ménagère fait intervenir d'autres considérations ; en particulier, elle se préoccupe d'exciter l'appétit des convives. Elle sait qu'un mets trop gras ne plaît pas à tous les palais et que le dégoût n'a jamais favorisé la digestion.

Des pommes de terre sautées au beurre, ou frites, qui ont absorbé trop de graisse sont mal supportées par certains estomacs qui s'accommodent au contraire fort bien de « frites soufflées » ; le *soufflage* gonfle l'intérieur de la tranche de pomme de terre, ce qui limite sans doute la pénétration du corps gras.

En résumé, il convient de maintenir la proportion normale de graisse dans l'ensemble des menus, sans l'exagérer pour aucun plat ; les graisses étant les meilleurs générateurs de la chaleur animale, on tiendra compte cependant des exigences de la température : par les temps froids, leur consommation augmente ; elle diminue, au contraire, pendant les chaleurs estivales.

Les toniques. — De l'alcool ordinaire plus ou moins étendu d'eau et du vin de même teneur alcoolique dégagent, par combustion complète, le même nombre de calories ; *a priori*, la valeur nutritive des deux denrées pourrait être considérée comme identique. Cependant les hygiénistes, comme les physiologistes, proscrivent l'alcool, tandis qu'ils recommandent la consommation du vin en quantité modérée ; à la chaleur dégagée par l'alcool du vin s'ajoute une action *tonique* qui se traduit par une plus grande efficacité des efforts.

L'action de l'alcool distillé a été comparée à celle du coup de fouet sur une bête de trait ; elle est passagère et suivie bientôt d'une dépression des forces physiques, dépression qui s'accentue rapidement si la cause déterminante se renouvelle.

Des effets toniques, analogues à ceux du vin non frelaté, sont obtenus avec du thé, du café, etc., consommés sous forme d'infusion sucrée ; la puissance nutritive est fournie par le sucre ; l'action tonique, due à un arome que développe la dessiccation ou la torréfaction, échappe aux évaluations calorimétriques.

D'après les récentes constatations de M. Amar sur les troupes en campagne, le rendement énergétique augmenterait de 5 p. 100, pour 5 grammes de thé sec, ou 30 grammes de café torréfié ; mais il est recommandé de ne pas dépasser quotidiennement cette dose.

Sucs digestifs. — La salive est le premier d'entre eux qui agit sur les aliments ingérés ; quand on dit que le fumet dégagé par un mets « fait venir l'eau à la bouche », il y a de grandes chances pour que ce mets soit de facile digestion.

La sécrétion des sucs digestifs est subordonnée aux digestions antérieures ; à cet égard, le rôle de la ménagère est forcément limité. Cependant, le choix des denrées, leur préparation, leur présentation sont toujours appréciés des convives ; exciter leur appétit, flatter leur goût, c'est bien moins tenter leur gourmandise que faire rationnellement de l'hygiène alimentaire en préparant les conditions normales d'un bon travail digestif. C'est à ce travail qu'aboutissent toutes les préparations relatives à notre alimentation ; la ménagère sera satisfaite quand les digestions s'accompliront sans malaise, c'est-à-dire sans qu'on s'en aperçoive.

III. — Conciliation de l'hygiène et de l'économie.

Quelle que soit la façon de le calculer, l' « équilibre hygiénique » des menus préoccupe toute maîtresse de maison méritant ce nom ; mais l'équilibre de sa comptabilité n'a pas moins d'importance. Et comme le total des calories ne saurait être diminué sans danger, la seule solution possible, pour un même revenu, en cas d'augmentation du prix des denrées, résidera dans un choix judicieux de ces dernières.

La disposition du tableau **C** fait ressortir la différence entre les valeurs nutritives et les valeurs vénales des denrées alimentaires déjà inscrites au tableau **A** : ces denrées sont classées dans l'ordre croissant des prix de revient d'un même nombre de calories utilisables pour chacune d'elles, ce qui facilite les comparaisons. Tandis que 100 calories coûtent 3 centimes si on les demande aux pommes de terre, leur prix s'élève à 20 centimes si elles sont fournies par les haricots écossés, la chicorée, les épinards ou le poisson de qualité ordinaire ; ce prix dépassera 50 centimes, par exemple, pour une sole frite de premier choix, c'est-à-dire qu'il représentera 30 fois celui du pain.

Les denrées formées d'une seule substance alimentaire, comme le sucre, les graisses, ne figurent pas au tableau **A** ou **C** ; mais sachant qu'un gramme de sucre, de fécule ou d'amidon représente l'unité nutritive dégageant 4 calories, on en déduira qu'un kilogramme de sucre raffiné en fournira 4000, et que le prix de revient de 100 calories dégagées par ce sucre coûtera un centime et demi si le prix d'achat du kilogramme descend à 60 centimes.

Pour les corps gras, le calcul est analogue au précédent : un gramme de graisse pure (beurre fondu, saindoux, végétaline, huile, etc.), fournit, en brûlant complètement, un peu plus de 8 calories, soit 8000 pour un kilogramme ; tandis que 100 calories reviendront à 2 centimes par l'emploi d'une graisse végétale à 1 fr. 60 le kilo, le prix de revient sera triplé si le beurre d'Isigny intervient.

Enfin, s'il s'agit d'établir, proportionnellement à sa valeur nutritive, le prix de revient d'un mets composé de plusieurs denrées, tel que potage, soupe, purée, ragoût, fricassée, rôti, grillade, friture, salade, compote, etc., on établira le prix d'achat de chaque denrée et on divisera la dépense totale par le total de calories que fournit l'ensemble. Voici trois exemples choisis parmi les cinquante dont le détail est exposé dans l'ouvrage signalé plus haut, page 13.

Supposons qu'un BIFTECK AUX POMMES est ainsi composé : 1° une tranche de 100 grammes de bœuf coûtant 60 centimes et pouvant fournir 225 calories ; 2° 200 grammes de pommes

Comparaison de la **valeur nutritive** *au* **prix de revient**
C. *pour quelques aliments* (1).

DÉSIGNATION des denrées.	Calories utilisables par 100 grammes (1).	Prix d'achat du kilogramme (2).	Prix de revient de 100 calories (3).
		fr. c.	c.
Pain ...	250	40	1,6
Pommes de terre....	70	20	3
Haricots secs	345	1,40	4
Lait....	65	25	4
Porc frais....	480	2,40	5
Fromage de Gruyère....	370	2,50	7
Bœuf gras....	225	1,80	8
Œuf, 2 pour 100 grammes....	130	1,50	11
Mouton, gigot....	175	2,50	15
Racines....	35	50	15
Fruits frais....	50	75	15
Veau maigre	110	1,75	15
Haricots verts écossés....	70	1,40	20
Légumes foliacés....	30	60	20
Poisson de qualité ordinaire...	90	2 »	20

(1) On a reproduit ici, mais dans un autre ordre, les chiffres de la dernière colonne du tableau **A**.

(2) Les prix d'achat varient souvent pour une même denrée ; les calculs porteront sur les *prix réels* ; les chiffres inscrits ci-dessus sont empruntés à un carnet tenu à Paris, avant la guerre ; ils sont donnés, à titre d'exemples, pour indiquer la marche à suivre dans les calculs.

(3) Pour obtenir les prix de revient de 100 calories, on divise le nombre de centimes représentant le prix réel d'achat du kilogramme de la denrée considérée par le nombre correspondant de la première colonne préalablement divisé par 10. Exemples :

Pour le lait, $\frac{25}{6,5}$ = 4 centimes environ.

Pour la viande de bœuf gras, $\frac{180}{22,5} = 8$ centimes ;

Pour les haricots verts, $\frac{140}{7} = 20$ centimes ; etc.

de terre coûtant 5 centimes pour 100 calories ; 3° de 15 à 20 grammes de beurre coûtant 5 centimes pour 125 calories. Le prix total d'achat s'élève à 70 centimes, y compris les condiments, pour 450 calories, ce qui porte à un peu plus de 15 centimes le prix de revient de 100 calories.

La chicorée ou la laitue d'une SALADE (100 gr.) coûte 10 centimes et fournit environ 30 calories ; mais les 50 grammes d'huile de l'assaisonnement apportent 400 calories pour 10 centimes, y compris les condiments, ce qui porte le prix de revient des 100 calories à 5 centimes environ.

Les 500 grammes de fruits et les 50 grammes de sucre formant une COMPOTE fourniront 450 calories ; le prix d'achat

(1) Voir page 27 et suivantes, une série de problèmes sur l'alimentation.

étant de 45 centimes, le prix de revient de 100 calories ressortira à 10 centimes.

Les prix d'achat varient d'une saison, d'un lieu, d'un fournisseur, etc., à un autre : la ménagère avisée saura découvrir le vendeur de la marchandise la plus avantageuse pour une même qualité ; pour ses provisions par quantités, elle choisira l'époque la plus favorable, celle des grands arrivages sur le marché ; enfin, s'il y a lieu, elle ne manquera pas de tirer parti de sa basse-cour et de son jardin.

En définitive, ce qui importe à la ménagère économe, c'est de pouvoir comparer les prix de revient des divers aliments d'après une même valeur nutritive prise pour unité. Le tableau **C** permet cette comparaison pour quinze denrées alimentaires choisies parmi les plus communes.

CONCLUSIONS

Des considérations précédentes, sur l'éducation ménagère, découlent des conclusions pratiques qu'on ne saurait trop mettre en relief en cette période critique de la guerre et de son lendemain.

Pour résoudre le problème de la « vie à bon marché », dont la solution s'impose plus que jamais, il faudrait que la maîtresse de maison, la future ménagère, fût à même d'exécuter intelligemment les divers travaux ressortissant à son domaine : l'école, ou l'une de ses annexes, établira expérimentalement la partie théorique ; la pratique seule rendra expertes, plus tard, ses anciennes élèves. C'est dans ce sens qu'il convient de préciser, à cet égard, le rôle de l'école où tout est à faire sur certains points, mais où il serait décourageant de méconnaître les progrès réalisés sur certains autres.

Les ateliers organisés partout, en France, pour l'envoi de vêtements chauds à nos soldats, ont prouvé que l'enseignement manuel dispensé, depuis trente ans, aux jeunes filles, a donné des résultats appréciables : remarquons toutefois que les travaux à l'aiguille ne constituent qu'une moitié du programme scolaire obligatoire d'éducation ménagère : l'autre moitié comprend l'économie domestique proprement dite dont la partie la moins connue, bien que de beaucoup la plus importante, concerne l'alimentation.

Sur ce dernier point, nous sommes très en retard comparativement à nos voisins du Nord et de l'Est. En France, on s'est borné, jusqu'ici, à l'indication, parfois à l'application, de quelques formules empiriques dépourvues de valeur scientifique ou éducative : un concours ouvert, en 1913, à la Ligue de l'Enseignement en fournissait des preuves surabondantes : les lauréates n'avaient certainement pas une idée nette de la « valeur nutritive d'une denrée alimentaire » et aucun des menus qu'elles proposèrent n'était en équilibre hygiénique. C'est ce genre de lacunes qu'il faut combler d'abord, et je crois en avoir indiqué les moyens.

Ce qui importe, avant tout, — car nul ne peut enseigner ce qu'il ne sait pas, — c'est la préparation scientifique, éducative et professionnelle des maîtresses qui seront chargées du nouvel enseignement. En appliquant les règlements actuels, l'école normale suffirait pour la préparation du personnel futur ; mais la tâche est beaucoup plus vaste et plus difficile en ce qui concerne les institutrices en exercice.

Jadis, Salicis organisa, par toute la France, des conférences d'initiation au travail manuel éducatif dans les écoles de garçons : les résultats furent excellents partout où l'on tint la main à la continuation de l'œuvre commencée. A Paris notamment, il existe, dans chaque école communale, un modèle du genre, mieux connu et mieux apprécié à l'étranger que dans nos écoles de province, par exemple. Pourquoi ne renouvelle-t-on pas, au profit des écoles de filles, les essais du même genre qui eurent un si légitime succès aux Expositions de 1889 et de 1900 ?

Quelques conférences, ou mieux des cours temporaires, dans les écoles normales d'institutrices, suffiraient à amorcer la vulgarisation d'un enseignement prévu il y a trente ans, et dont la nécessité s'imposera de plus en plus, quoi qu'on fasse.

L'éducation de la ménagère moderne n'est tenue malheureusement qu'en médiocre estime dans les milieux universitaires : elle vient au dernier rang parce qu'on n'en saisit pas encore la valeur éducative ; on ne comprend guère mieux le concours qu'elle peut apporter à l'éducation générale, sans préjudice pour aucune des matières dites essentielles du programme.

Au ministère de l'Agriculture, l'enseignement dont il s'agit est plus en faveur qu'à l'Instruction publique, témoin les cours normaux agricoles et ménagers dont la session annuelle s'est ouverte, pour la troisième fois, à Grignon en 1915.

Dans les écoles pratiques de filles ressortissant au Commerce, une large place est faite également à l'économie domestique.

Mais que peuvent ces maigres efforts, ces tentatives éparses, devant l'immensité de la tâche à remplir ? Il ne suffit pas de préparer quelques douzaines de maîtresses pour quelques centaines d'élèves privilégiées, prises parmi plusieurs millions d'autres ! Si l'on veut que l'éducation ménagère pénètre la masse, c'est à l'école ouverte à la masse qu'il la faut organiser : on ne saurait toutefois commencer utilement avant la fin du cours moyen, c'est-à-dire quand les notions techniques à acquérir ne dépassent plus la portée d'intelligence des élèves.

Jusqu'à dix ou onze ans, ainsi que je le disais au début, il faut, avant tout, apprendre aux enfants à « lire, écrire, compter », à soigner leur langage, à leur faire contracter de bonnes habitudes d'ordre et de propreté.

Au cours supérieur, ou à celui qui en tient lieu, l'enseignement ménager, comme l'enseignement agricole, peut déjà revêtir le caractère professionnel s'il s'appuie sur des expériences simples et sur l'observation de faits journaliers bien choisis. C'est surtout à l'école primaire supérieure qu'il prendra corps, ainsi que dans les cours complémentaires beaucoup plus nombreux. Enfin, s'il est bien compris, il assurera le succès des œuvres complémentaires de l'école.

Qu'il me soit permis, en terminant, d'émettre un vœu : que mes conseils appuyés sur une longue pratique scolaire ne rencontrent pas trop de scepticisme près de mes lectrices ou de leurs dirigeants, et que les familles puissent trouver bientôt, en France, ce que nombre d'entre elles ont dû aller chercher souvent à l'étranger (1).

PROBLÈMES SUR L'ALIMENTATION

VALEUR NUTRITIVE D'UN REPAS

I. — Petit déjeuner.

N° 1. ÉNONCÉ. — *La soupe formant le petit déjeuner d'une personne est ainsi composée :*

100 grammes de pain à 40 centimes le kilo ;
1 œuf (50 gr.) à 1 fr. 20 la douzaine ;
10 grammes de beurre revenant à un sou.

Calculer, d'après les données du tableau **A** (page 16) : 1° *le nombre de calories utilisables que cette soupe peut fournir, c'est-à-dire sa valeur nutritive ;* 2° *le prix de revient par* 100 *calories ;* 3° *le rapport nutritif de l'ensemble. Interpréter les résultats obtenus.*

SOLUTION. — 1° Les substances albuminoïdes, de même que les hydrates de carbone, fournissent, si leur combustion est complète dans notre organisme, 4 calories environ par gramme ; les graisses en dégagent le double. Les substances albuminoïdes et hydrocarbonées contenues dans 100 grammes de pain fourniront donc 62 fois (9 + 53) 4 calories, soit 248 calories auxquelles il convient d'ajouter 4 calories dégagées par la petite quantité de graisse (0,5 p. 100) que contient naturellement la farine de blé.

(1) Comme application des calculs précédemment indiqués sur la valeur nutritive des aliments, l'équilibre hygiénique des menus, etc., voir la série de problèmes ci-après avec les solutions ou seulement avec les réponses.

(2) On trouvera une cinquantaine de sujets analogues, ou leurs éléments, dans les *Notions scientifiques d'enseignement ménager*, par R. LEBLANC, librairie Larousse ; prix net, 2 fr. 80.

Total des calories dues au pain............	252
L'œuf ajouté à la panade fournira 4 cal. × 6,5 ou 26 cal. par son albumine, et 8 cal. × 5 ou 40 par sa graisse ; soit en tout 26 + 40 ou.	66
Enfin la combustion du beurre fournira 10 fois 8 calories ou..........................	80
Soit un total de......	398

Ou, en chiffre rond, 400 calories.

Si les besoins physiologiques de la personne à nourrir exigent quotidiennement 2000 calories, par exemple, les autres repas de la journée devront fournir :

$$2\,000 - 400 = 1\,600 \text{ calories.}$$

2° Le prix total d'achat est de 19 centimes, soit environ 5 centimes par 100 calories, non compris les condiments et les frais généraux ; le calcul pour un même nombre de calories permet la comparaison de plusieurs denrées.

(Voir Tableau C, page 24.)

3° Le RAPPORT NUTRITIF est représenté par une expression fractionnaire ayant pour numérateur le nombre de calories fournies par les albuminoïdes, soit, dans le cas présent, 4 × 15, et pour dénominateur la somme des autres calories ou 4 cal. × 53, d'une part, et 8 cal. × 15,5, d'autre part ; en tout, 212 + 124 = 336.

Le rapport nutritif ressort donc à $\frac{60}{336}$.

Ou, en fraction décimale, 0,167 ; au lieu de 0,20 considéré comme chiffre normal.

Le numérateur de ce rapport pèche donc par défaut ; en d'autres termes, la proportion des matières azotées est inférieure à celle des pays tempérés. L'équilibre sera rétabli par une légère augmentation dans la proportion des aliments azotés (albumine, gluten, caséine, etc.), pour les autres repas de la journée.

N° 2. ÉNONCÉ. — *Une ration de café au lait renferme 50 grammes de pain, un demi-litre de lait, 15 grammes de sucre et une tasse de café, le tout coûtant 30 centimes. Faire les mêmes calculs que précédemment.*

→ *Réponses :* 1° Valeur nutritive, en calories, 506 ;
2° Prix de revient de 100 calories, 6 centimes ;
3° Rapport nutritif, $\frac{78}{428} = 0{,}18$ au lieu de 0,20.

N° 3. ÉNONCÉ. — *Dans la préparation d'un bol de chocolat au lait, il est entré 2 décilitres de lait, 40 grammes de chocolat et 50 grammes de pain ; le tout coûte 22 centimes. Mêmes calculs que précédemment, la composition centési-*

male du chocolat répondant à 7,5 d'albuminoïdes, 65 d'hydrates de carbone et 20 de graisse.

→ *Réponses* : 1° Valeur nutritive, en calories, 440 ;
2° Prix de revient de 100 calories. 5 centimes ;

3° Rapport nutritif, $\frac{14}{94}$, soit environ 0,15.

N° 4. Énoncé. — *Un déjeuner « casse-croûte » composé de 200 grammes de pain, d'un verre de vin et de 25 grammes de saucisson coûte 35 centimes : sachant que l'alcool de ce vin équivaut à 12 grammes d'hydrates de carbone, le saucisson à 8 grammes d'albuminoïdes et 10 grammes de graisse, calculer, comme précédemment, les trois réponses :*

→ *Réponses* : 1° Valeur nutritive, en calories, 680 ;
2° Prix de revient, par 100 calories, 5 centimes :

3° Rapport nutritif, $\frac{26}{144} = 0,18$.

N° 5. Énoncé. — *Une tartine est préparée en étendant 50 grammes de confitures sur une tranche de pain pesant 100 grammes. Calculer, comme précédemment, les trois réponses, sachant que le sucre des confitures forme 80 p. 100 de leur poids et les substances albuminoïdes 2 p. 100 ; le prix coûtant de cette tartine ressort à 8 centimes $\frac{1}{2}$.*

→ *Réponses* : 1° Valeur nutritive en calories, 425 ;
2° Prix de revient par 100 calories, 2 centimes ;

3° Rapport nutritif, $\frac{10}{96}$, soit environ 0,10.

II. — Déjeuner de midi, ou souper le soir.

N° 6. Énoncé. — *Un repas de midi, pour six personnes, se compose : 1° d'un bœuf mode formé de 750 grammes de viande, 500 grammes de carottes et 50 grammes de graisse ; 2° de 100 grammes de gruyère ; 3° d'un kilogramme de pain à 45 centimes ; 4° d'une bouteille de vin évaluée en hydrates à 100 grammes et coûtant 50 centimes.*

Trouver la valeur nutritive de l'ensemble, sa relation nutritive et le prix de revient de 100 calories.

Solution. — D'après les données du tableau **A** :

750 grammes de bœuf renferment 7 fois et demi 14 grammes d'albuminoïdes, soit....	105 gr.
500 grammes de carottes en contiennent....	10 gr.
100 grammes de gruyère —	30 gr.
Et 1 kilogramme de pain en contient........	90 gr.
Total.......	235 gr.

pouvant dégager 235 fois 4 calories,
soit 940 calories.

En outre :

	Hydrates de carbone.
Les carottes contiennent 7 × 5 ou..........	35 gr.
Le pain, 10 fois 53 gr. ou..................	530 gr.
Le vin figure pour..........................	100 gr.
Et le gruyère seulement pour...............	2 gr.
Total......................	667 gr.

pouvant dégager 667 fois 4 calories,
soit 2 668 calories.

	Graisse.
Enfin la viande contient 10 fois 21 gr. ou....	210 gr.
On en ajoute 50 gr., soit, avec celle du pain..	55 gr.
Total......................	265 gr.

qui fourniront 265 fois 8 calories

ou 2 120 calories.

La valeur nutritive de ce déjeuner ressort donc à :

$$940 + 2\,668 + 2\,120 = 5\,728 \text{ calories.}$$

C'est la première partie de la réponse.

La seconde s'obtiendra en divisant par 57,28 la somme totale déboursée pour l'achat des denrées, savoir :

Viande à 2 fr. 50 le kilogramme :	
2,50 × 0,750 = 1 fr. 875, soit............	1 fr. 90
La botte de carottes.......................	0 fr. 35
Le gruyère.................................	0 fr. 30
Le kilo de pain............................	0 fr. 45
La bouteille de vin........................	0 fr. 50
Total......................	3 fr. 50

Le prix de revient par 100 calories ressort donc à $\frac{3,50}{57,28}$, soit 6 centimes environ.

Le rapport nutritif est exprimé par l'expression fractionnaire $\frac{940}{2\,668 + 2\,120} = \frac{940}{4\,738}$, sensiblement égale à 0,20.

N° 7. Énoncé. — *Un ragoût de mouton, pour une famille de quatre personnes, est préparé avec* 500 *grammes d'épaule coûtant* 1 fr. 15, 50 *grammes de graisse à* 10 *centimes et* 750 *grammes de pommes de terre prises au jardin Pour dessert,* 200 *grammes de fruits frais venant aussi du jardin. Pain,* 500 *grammes à* 40 *centimes : vin,* 1 *demi-bouteille à* 25 *centimes, équivalente à* 40 *grammes d'hydrates. Calculer, comme précédemment, les trois réponses.*

→ *Réponses* : 1° Valeur nutritive, 3300 calories, en chiffre rond ;

2° Le prix de revient par 100 calories dépasse à peine 3 centimes, grâce aux apports du jardin ;

3° Rapport nutritif, $\frac{132}{695} = 0,19$.

N° 8. Énoncé. — *Une « potée au lard » est préparée avec 500 grammes de porc assorti coûtant 1 franc, et un mélange de légumes pouvant fournir, à lui seul, 240 calories, dont $\frac{2}{3}$ dues aux hydrates. Le dessert du repas consiste en une compote obtenue avec 250 grammes de fruits frais et 125 grammes de sucre à 1 franc le kilogramme.*

Calculer les trois réponses, le pain et le vin étant dans les mêmes conditions qu'au numéro 6 ; les fruits et les légumes viennent du jardin.

→ *Réponses* : 1° Valeur nutritive, 6190 calories ;

2° Débours par 100 calories, 3 centimes $\frac{1}{2}$;

3° Rapport nutritif, $\frac{152,5}{825 + (285 \times 2)} = 0,11$, très inférieur à la normale.

N° 9. Repas maigre. — *Dans la préparation d'un potage purée pour 5 personnes, il entre 200 grammes de haricots et 25 grammes de beurre à 3 francs le kilogramme. On ajoute, par personne, 1 œuf à la coque pris au poulailler, et un dessert de 200 grammes de fruits frais venant du jardin. Les 500 grammes de pain consommé coûtent 25 centimes. Calculer les trois réponses.*

→ *Réponses* : 1° Valeur nutritive, 2478 calories ;

2° Débours par 100 calories : 1 centime 3, grâce aux apports du jardin, de la basse-cour, et à la suppression du vin ;

3° Relation nutritive, $\frac{121,5}{385 + (56,5 \times 2)} = 0,24$, un peu supérieure à la moyenne des pays tempérés.

N° 10. Libellé d'un menu.

Veau rôti aux épinards.
Salade de choux-fleurs.
Fromage de Gruyère.

La ménagère chargée de préparer le repas, pour 8 personnes, achète :

800 *grammes de veau à* 2 fr. 50 *le kilogramme.*
250 *grammes de fromage pour* 60 *centimes.*
1 *kilogramme de pain à* 45 *centimes.*
1 *litre de vin à* 50 *centimes équivalant à* 100 *grammes d'hydrates.*

Elle prélève, en outre, sur ses provisions, 100 *grammes de graisse et d'huile évalués* 25 *centimes avec les condiments. Le reste est fourni par le jardin, savoir :* 800 *grammes d'épinards et* 600 *grammes de choux-fleurs : la composition centésimale de ces deux dernières denrées répond à* 2 *d'albuminoïdes et* 5 *d'hydrates de carbone.*

Calculer, comme précédemment, les trois réponses.

→ *Réponses :* 1° Valeur nutritive du repas, 5 928 calories; 2° Débours par 100 calories, 7 centimes environ ;

3° Relation nutritive de l'ensemble, $\frac{321}{1\,161} > 0{,}27$, et, *a fortiori*, que 0,20, ce qui permettra des compensations.

Observation. — Les dix exercices précédents, ou d'autres analogues, préciseront l'idée de valeur nutritive ; on laissera ensuite un peu plus d'initiative aux élèves : au lieu de leur présenter des données toutes préparées, il sera bon qu'elles les rassemblent elles-mêmes en prenant, à la maison, des chiffres réels qui seront soumis ensuite au calcul et à la critique.

On rendra ainsi plus familières les comparaisons entre diverses denrées dont les prix moyens, avec leurs mouvements de hausse ou de baisse, seront, par là même, connus des futures ménagères.

Une jeune fille doit pouvoir noter, chez elle, les dépenses du ménage, en particulier celles qui concernent l'alimentation; elle ne peut résoudre le problème de la « vie à bon marché » si elle est incapable d'établir le bilan alimentaire des convives de la table où elle tient sa place.

Rappelons que ce bilan est une égalité dont l'un des membres exprime, en calories, les besoins physiologiques d'une ou de plusieurs personnes pendant un temps donné ; l'autre membre représente, en mêmes unités, la valeur nutritive des aliments capables d'équilibrer ces mêmes besoins pendant le même temps. Le premier membre sera formé par la somme des trois rations d'*entretien*, de *travail* et de *croissance* telles qu'elles sont définies pages 14 et 36 ; le second membre s'établira en calculant la valeur nutritive de l'ensemble des aliments consommés.

Les calculs seront analogues aux précédents ; ils consisteront principalement en vérifications et en substitutions, comme dans les exercices ci-après.

N° 11. — Dresser la liste, avec prix d'achat, des denrées consommées en une semaine, par une famille; calculer la valeur et la relation nutritives de l'ensemble ; établir le bilan alimentaire (Voy. plus loin, nos 18 à 20).

N° 12. Énoncé. — *En supposant qu'il manque* 3 500 *calories au second membre du bilan précédent* (n° 11), *quel poids de gigot de mouton ou de rouelle de veau faudrait-il ajouter pour assurer l'équilibre alimentaire : et que coûterait cette addition par* 100 *calories ? Le veau est acheté* 2 fr. 10 *le kilogramme et le gigot* 2 fr. 50.

Solution. — Le tableau **A** donne la composition centésimale suivante des deux sortes de viandes : matières albuminoïdes, 14; grasses, 15 ; ce qui correspond à 1 750 calories pour 1 kilogramme. Le poids cherché est donc de $\frac{3\,500}{1\,750}$ ou 2 kilogrammes.

Le prix de revient des 100 calories ressortira à $\frac{210}{17,5} = 12$ centimes, pour le veau ; ou à $\frac{250}{17,5} = 14$ centimes et un peu plus, pour le gigot.

Nos 13 à 15. — *Mêmes exercices qu'au numéro* 12, *la denrée substituée étant la viande de porc, le poisson ordinaire ou les haricots secs.*

→ *Réponses :* 750 grammes de porc assorti, 4 kilogrammes de poisson de qualité moyenne, ou 1 kilogramme de haricots secs fourniront à peu près le même nombre de calories que 2 kilogrammes de gigot ou de rouelle. Le prix de revient par 100 calories est facile à établir si l'on connaît les prix d'achat.

Mais il ne suffit pas d'assurer le nombre de calories exigées par les besoins physiologiques des personnes à nourrir; de nombreuses enquêtes ont prouvé que, pour les individus en bonne santé, il existe un rapport dit nutritif entre la chaleur dégagée par les éléments azotés et celle que produisent les autres éléments. Dans nos pays tempérés, ce rapport est, en moyenne, de 0,2. Les exercices suivants porteront sur cette question qu'on pourrait formuler ainsi :

CALCUL DE L'ÉQUILIBRE HYGIÉNIQUE D'UN MENU.

Dans les climats tempérés, l'ensemble des menus d'une journée, ou de plusieurs jours consécutifs, répond, sauf accident, aux conditions nécessaires pour le maintien d'une bonne santé si, *la valeur nutritive étant assurée, le rapport nutritif diffère peu de* 0,2.

Le problème est complexe et, pour le résoudre, il convient d'en examiner chaque partie séparément.

Rappelons que s'il n'existe pas de denrée alimentaire dont les éléments nutritifs soient dans le rapport normal, l'association de plusieurs denrées permet toujours de trouver une solution, à la condition que le rapport nutritif soit supérieur à 0,2 pour les unes, inférieur pour les autres.

Ainsi qu'on l'a vu, la première détermination à faire est celle de la proportion des aliments qui interviendront. Reprenons la question dont la réponse seulement a été indiquée (page 19, 1°), sans la solution.

N° 16. ÉNONCÉ. — *Dans quelle proportion devront intervenir des pommes de terre et des haricots secs pour que le rapport nutritif de l'ensemble égale* 0,2?

SOLUTION. — Soit x et y la réponse en centièmes, c'est-à-dire telle que $x + y = 100$.

D'après les données du tableau **A**, la quantité d'albumine contenue dans les pommes de terre est représentée par $2x$, celle des haricots par $22\,y$, ce qui correspond, en calories, à :

$$(2\,x + 22\,y) \times 4, \text{ d'une part.}$$

D'autre part, les éléments hydrocarbonés peuvent fournir :

$$4 \text{ calories} \times (15\,x + 60\,y),$$

auxquelles il faut ajouter les calories dues aux corps gras des haricots, soit :

$$8 \times 2\,y \text{ ou } 16\,y.$$

Après avoir effectué les opérations indiquées, et simplifié, on obtient l'expression fractionnaire suivante qui représente le rapport nutritif de l'ensemble :

$$\frac{2\,x + 22\,y}{15\,x + 60\,y + 4\,y} = \frac{1}{5}.$$

Faisant disparaître les dénominateurs, l'égalité devient :

$$10\,x + 110\,y = 15\,x + 64\,y.$$

Ou :

$$(110 - 64)\,y = (15 - 10)\,x.$$

Ou enfin :

$$46\,y = 5\,x.$$

Ou encore :

$$\frac{46}{5} = \frac{x}{y}.$$

Ce qui signifie, en langage ordinaire, que la proportion demandée sera : 5 de haricots pour 46 de pommes de terre ; ou, en doublant, 10 des premiers contre 92 des secondes, ce qui représente sensiblement la proportion en centièmes.

Grâce à cette première détermination, on pourra calculer les poids de chacune des deux denrées qui fourniront les calories nécessaires, dans la proportion du rapport nutritif. Supposons que le menu à compléter soit en défaut de 3 000 calories, voici, par exemple, comment se formulera la seconde partie du problème.

N° 17. Énoncé. — *Déterminer les poids de haricots secs et de pommes de terre pouvant fournir 5 000 calories dans les conditions de rapport nutritif normal.*

Solution. — D'après ce qui précède (n° 16), la proportion des deux denrées est de 10 contre 92, ou de 100 de haricots pour 920 de pommes de terre :

100 gr. de haricots fourniront..........	345 calories.
920 gr. de pommes de terre fourniront....	645 —
Total....................	990 calories.

Il en faut fournir 5 000.
Le poids des haricots sera donc :

$$\frac{100 \times 5\,000}{990} = 505 \text{ grammes.}$$

Celui des pommes de terre :

$$\frac{920 \times 5\,000}{990} = 4\,646 \text{ grammes.}$$

On fera la « preuve de l'opération » en calculant la valeur nutritive de l'ensemble ; on trouvera 5 000.

Si les élèves ne sont pas suffisamment familiarisées avec les calculs précédents, on leur fera trouver les réponses par tâtonnement. On supposera, par exemple, que les deux denrées interviennent en égale quantité, et l'on calculera la valeur nutritive de l'ensemble ; puis on essayera en prenant deux fois plus de l'une que de l'autre : on verra alors dans quel sens il convient de modifier les proportions : trois ou quatre de ces essais suffiront pour approcher de la solution.

C'est aussi par tâtonnement que la ménagère déterminera le poids des denrées de consommation journalière telles que le pain, le lait, etc. ; elle en demande ordinairement la même quantité à ses fournisseurs, sinon chaque jour, du moins chaque semaine à tel ou tel jour. Elle doit calculer la valeur nutritive de cet ensemble qui varie peu et chercher ensuite, parmi les autres denrées à sa portée, les quantités de chacune d'elles qui fourniront l'appoint nécessaire tout en maintenant le rapport nutritif de l'ensemble.

On ne saurait proposer de problème type à ce sujet, les conditions étant trop variables ; mais si la ménagère établit rationnellement son point de départ, il lui suffira ensuite de substituer, de temps en temps, une denrée à une autre suivant les facilités offertes par les saisons. Dans tous les cas, un calcul initial s'impose, celui du premier membre de l'égalité figurant le bilan alimentaire ; voici trois exemples se rapportant à une ou à plusieurs personnes.

EXIGENCES PHYSIOLOGIQUES EXPRIMÉES EN CALORIES

La chaleur fournie à notre organisme par les aliments que nous consommons sert principalement à maintenir la température de notre corps au voisinage de 37° ; les aliments servent en outre à soutenir notre énergie, à réparer nos tissus ou à en créer de nouveaux. D'où trois genres de rations alimentaires : celles d'*entretien*, de *travail* et de *croissance* représentées chacune par un nombre de calories dépendant du poids de l'individu, de la nature de ses occupations, et de son âge ou plutôt de l'activité de sa croissance (voir p. 14).

On admet que la ration d'entretien équivaut à 30 calories par kilogramme corporel; celle de travail dépend de l'énergie musculaire dépensée : elle varie de 5 à 50 calories également par kilogramme corporel ; enfin la ration de croissance va en augmentant jusqu'à l'âge adulte, elle décroît ensuite peu à peu et devient nulle.

Le total de ces trois rations exprimé en calories représente les *exigences physiologiques* d'un individu au point de vue de son alimentation : l'équilibre de la balance — c'est-à-dire du bilan — est obtenu quand le nombre des calories fournies par les denrées consommées atteint ce total. Pour établir le second membre de l'égalité, il est nécessaire de connaître le premier; voici trois exemples des éléments de ce genre de calcul.

N° 18. ÉNONCÉ. — *Déterminer, en calories, les besoins physiologiques d'un ouvrier jardinier pesant 65 kilogrammes, sa ration de travail étant évaluée à 20 calories, celle d'entretien à 30 calories par kilogramme corporel, celle de croissance pouvant être négligée.*

SOLUTION. — Les rations d'entretien et de travail sont représentées par $30 + 20 = 50$ calories par kilogramme du poids corporel, soit, pour le poids total :

$$50 \times 65 = 3\,250 \text{ calories.}$$

Les aliments à consommer devront donc avoir une puissance nutritive de la même valeur.

N° 19. ÉNONCÉ. — *Mêmes calculs qu'au numéro 18, pour un employé sédentaire prenant un peu d'exercice musculaire évalué quotidiennement à 10 calories, y compris la croissance.*

Réponse : Son alimentation devra lui fournir 3 000 calories par jour.

N° 20. ÉNONCÉ. — *Une famille se compose : 1° du père travaillant aux champs, de la mère occupée aussi aux champs quand son ménage, son jardin, etc., le lui permettent; 2° de deux grands garçons travaillant avec le père: 3° de deux enfants plus jeunes allant à l'école. Les poids corporels sont respectivement de 125 kilogrammes, 75 kilogrammes et 50 kilogrammes pour chacun des trois groupes: la ration de travail est évaluée quotidiennement à 25 calories pour les deux premiers groupes, celle de croissance à 20 calories pour les deux derniers, et celle d'entretien à 30 calories pour tout le monde. Calculer, en calories, les exigences quotidiennes ou hebdomadaires de l'alimentation de cette famille.*

Réponse : 15 000 calories par jour ou 105 000 calories par semaine.

***

Après avoir indiqué, par des exemples, la nature des exercices numériques qu'il convient de proposer aux élèves en application des notions acquises sur le chapitre de l'alimentation, il n'est peut-être pas inutile de signaler un genre de problèmes à écarter comme illogiques et pratiquement irréalisables. On trouvait récemment encore, dans des périodiques scolaires, des énoncés de cette sorte :

Quel est le prix de revient, par tête, d'un déjeuner servi à tant de personnes, et composé de telles denrées achetées à tels prix ?

Le prix de revient, par personne, ne saurait être qu'une *moyenne* entre des chiffres correspondant à des besoins physiologiques très différents, d'enfants, d'adultes et de vieillards, c'est-à-dire qui ne s'accommodent pas d'un *moyen* terme. Dès lors, que voudra dire le prix de revient par tête ou par personne, et à quoi ce chiffre pourra-t-il servir? Un tailleur militaire n'aurait que faire de la moyenne des mesures relevées sur les hommes d'une compagnie qu'il s'agit d'habiller !

***

En résumé, pour établir rationnellement un bilan alimentaire, il faut :

1° Déterminer les exigences physiologiques des personnes à nourrir en tenant compte du poids, de l'âge et de la nature des occupations de chacune d'elles :

2° Calculer la valeur nutritive de chacun des aliments à consommer :

3° Chercher enfin dans quelles proportions ces aliments devront intervenir, le rapport nutritif normal étant assuré, pour fournir une valeur nutritive égale à celle des exigences à satisfaire.

Programmes officiels d'enseignement ménager

Les règlements organiques de 1887 ont prévu un plan complet d'instruction et d'éducation ménagères amorcé dès l'école élémentaire, et complété au degré primaire supérieur ; en outre, la préparation des maîtresses chargées du nouvel enseignement fait l'objet d'un chapitre important dans le programme des écoles normales, chapitre qu'un arrêté du 19 juillet 1912 est venu préciser.

Voici cette documentation pour chaque genre d'écoles.

1° A L'ÉCOLE PRIMAIRE ÉLÉMENTAIRE

Cours élémentaire (7 à 9 ans). — Inspection des enfants à leur arrivée et à leur sortie en classe. — Exiger une absolue propreté. — Surveiller les jeux. — Conseils pratiques donnés, soit en commun, soit en particulier, sur l'alimentation, le vêtement, la tenue du corps et des habits (1).

Cours moyen (9 à 11 ans). — Suite des mêmes moyens d'instruction et d'éducation qu'au cours précédent.

Cours supérieur (11 à 13 ans). — Suite des mêmes moyens.

. . . .

(1) A la suite d'un concours ouvert par la Ligue de l'Enseignement en 1900, sur l'éducation ménagère, le Cercle parisien publia, d'après le mémoire primé de Mme Demailly, directrice à Lens, des tableaux d'économie domestique et ménagère dont voici la reproduction pour les cours élémentaire et moyen.

Sujets de causerie. — Propreté. — Eau froide, tiède ; savons, serviettes. Propreté des mains, du visage, des oreilles, des yeux, des dents, des pieds. Soins des ongles, des cheveux, de la peau en général : bains.

Comment on évite les taches de boue, comment on les enlève ; entretien des chaussures, inscriptions sur les livres, les meubles, les murs, etc.

Ordre. — Rangement des effets, des vêtements et des objets maniés journellement à l'école, à la maison ; livres recouverts, crayons taillés, plumes essuyées ; jouets bien entretenus. Tabliers et vêtements de rechange rangés au vestiaire ou suspendus au portemanteau. Paniers à provisions ; sacs, cartables et leur contenu.

Économie. — Fournitures scolaires gâchées ; ce qu'elles coûtent. Nourriture gaspillée, en établir le prix de revient et celui d'un repas entier.

Exercices pratiques. — Différence entre mouiller ses mains et les laver, les savonner. Nettoyer une éponge ; brosser un vêtement ; cirer des chaussures ; nouer les lacets d'un soulier. Couvrir un livre, un cahier. Visites fréquentes du matériel scolaire : pupitres, sacs, boites à ouvrage ; leur rangement à l'intérieur.

Ouvrir ou fermer doucement une porte, au loquet, au verrou, à la clé.

Recoudre un bouton, une patte, une agrafe ; sécher un parapluie mouillé.

Essuyer une assiette, un verre, une fourchette, un couteau, une table.

Éplucher des légumes verts, des pommes de terre ; gratter une carotte ; faire un bouquet de légumes pour pot-au-feu, un bouquet garni pour ragoût.

Dresser la table, la desservir. Maniement du balai, du torchon, du plumeau ; ne pas se borner à déplacer la poussière.

Au chapitre de l'éducation intellectuelle, le programme officiel de 1887 (annexe F) contient en outre les prescriptions suivantes relatives au programme et à la méthode à suivre au cours supérieur de l'école élémentaire.

Méthode. — Le travail manuel des filles, outre les ouvrages de couture et de coupe, comporte un certain nombre de leçons, de conseils, d'exercices au moyen desquels la maîtresse se proposera, non pas de faire un cours d'économie domestique, mais d'inspirer aux jeunes filles, par un grand nombre d'exemples pratiques, l'amour de l'ordre, de leur faire acquérir les qualités sérieuses de la femme de ménage et de les mettre en garde contre les goûts frivoles ou dangereux.

. . . .

Programme. — Notions très simples d'économie domestique et application à la cuisine, — au blanchissage et à l'entretien du linge, — à la toilette, — au soins du ménage, du jardin, de la basse-cour. — Exercices pratiques à l'école et à domicile.

2º AU COURS COMPLÉMENTAIRE

Il n'a pas été prévu de programme spécial pour les cours complémentaires permanents ou temporaires, fixes ou ambulants. Les instructions officielles recommandent de leur adapter les programmes ci-après des écoles primaires supérieures en les réduisant aux questions présentant un intérêt local réel.

3º A L'ÉCOLE PRIMAIRE SUPÉRIEURE

Le décret et l'arrêté du 26 juillet 1905 (annexe B) accordent dix-huit heures par semaine, sur trente-deux, aux enseignements spéciaux de la *section ménagère* : trois heures pour le dessin, huit pour les travaux à l'aiguille, et sept à l'enseignement ménager proprement dit qui comprend :

1º Des notions théoriques d'économie domestique ;

2º Des exercices pratiques de cuisine, de blanchissage, repassage et nettoyage ;

3º Les travaux essentiels de la basse-cour, de la laiterie et du jardin ; le tout réparti comme il est indiqué ci-après.

Économie domestique.

(Une heure par semaine.)

Deuxième année.

Qualités de la bonne ménagère : ordre, prévoyance, économie, goût du travail. Emploi du temps, répartition par jour, par semaine, par saison.

Comptabilité ménagère : proportion des dépenses, équilibre du budget; carnet de dépenses, inventaire du linge, du mobilier. Provenance des objets de consommation; approvisionnements, leur limite, époque des achats.

Habitation : choix, disposition, conditions hygiéniques; entretien. Loyer, impôts, engagement de location, état de lieux, bail, congé.

Mobilier : choix et entretien ; soins particuliers à la literie.

Chauffage et éclairage : maniement et entretien des appareils, indications hygiéniques et économiques. Combustibles, approvisionnements.

Cuisine : ustensiles et mobilier, soins d'entretien du fourneau, de l'évier, de la vaisselle. Produits divers employés pour les nettoyages.

Blanchissage : lessivage et savonnage, enlèvement des taches, repassage, empesage, azurage, glaçage; dangers des fourneaux servant à chauffer les fers.

Vêtement : choix des étoffes et des façons : simplicité, conditions du bon goût dans la toilette. Conservation des tissus et des fourrures.

Jardinage : théorie des principales opérations.

Troisième année.

Aliments : composition et valeur nutritive des aliments. Condiments, leur action et leur mode d'emploi.

Achats au marché, à la boucherie, à la boulangerie, à l'épicerie, etc.

Opérations culinaires : premiers principes et définition ; blanchir, rafraîchir, faire revenir, roussir, rôtir, braiser, bouillir, mijoter, etc. Bouillon, beurre, graisse, roux et sauces, extraits de viande.

Principaux modes de cuisson. Applications aux préparations culinaires les plus employées : pot-au-feu, ragoûts, braisés, rôtis, grillades, fritures, sautés.

Menus : composition hygiénique et économique suivant l'âge et la profession, application des tables d'équivalents nutritifs; calcul des prix de revient et comparaisons.

Provisions et *conserves* de ménage : légumes, fruits, confitures, etc.

Animaux de l'étable et de la basse-cour; soins hygiéniques, nourriture.

Lait, beurre, fromage, œufs. Conservation.

Abeilles : *vers à soie*.

Ménage et jardin.

(Exercices pratiques, six heures par semaine.)

Pour les exercices pratiques de cuisine *a*), de blanchissage, repassage et nettoyage *b*), les élèves sont exercées par groupes de douze au plus à la fois.

Une section ménagère comptant plus de douze élèves, par exemple, comprendra deux groupes entre lesquels un roulement sera établi de manière que chaque élève participe tantôt aux exercices *a*), tantôt aux exercices *b*) pendant six à huit heures par semaine.

Certains exercices de cuisine (cuire des légumes secs, accommoder des restes, etc.) ou de blanchissage et de repassage (essanger, lessiver, laver, sécher, etc.), ne pouvant s'achever le même jour, seront continués le lendemain. L'horaire et le roulement seront réglés de façon à réunir le même groupe dans une séance de trois ou quatre heures un jour, et dans une autre de même durée le lendemain ; une semaine sur deux à la cuisine, l'autre au lavage et au repassage.

Pendant la belle saison, dix à douze de ces séances seront réservées aux travaux du jardin.

Cuisine.

Les exercices de cuisine comprennent :

1° L'achat des provisions nécessaires pour un repas, d'après une liste arrêtée d'avance ;

2° La préparation et la cuisson des aliments ; la mise du couvert ;

3° La tenue, pour chaque élève, d'un carnet de dépenses dans lequel figurent les prix de revient par plat et par convive. En outre, en troisième année, ce carnet indiquera la valeur nutritive de chacun des aliments (proportion ou quantité de matières hydrocarbonées, albuminoïdes et grasses) ;

4° Le repas auquel prennent part les élèves du groupe ainsi que le professeur ;

5° Enfin le rangement de la cuisine et de tous les objets qui ont servi aux préparations culinaires, ainsi qu'au repas.

Toutes les opérations seront expliquées au fur et à mesure de leur exécution. Le professeur en fera connaître la raison d'être en s'appuyant sur les connaissances acquises au cours de sciences physiques et naturelles, d'hygiène et d'économie domestique.

Pendant le second semestre de troisième année, les élèves seront exercées à composer elles-mêmes des menus répondant à des conditions déterminées.

Blanchissage. — Repassage. — Nettoyage.

DEUXIÈME ANNÉE.

Indications pratiques pour le *blanchissage* du linge. Lessiveuse.

Petit *savonnage*. *Lavage*, rinçage, mise au bleu.

Préparation de l'*empois cru*. *Amidonnage* de cols, poignets, petits jupons. *Repassage* de linge uni : mouchoirs, serviettes, tabliers, etc.

Préparation de l'*empois cuit*. Amidonnage et repassage de linge fin et empesé.

Enlèvement, sur le linge, *de taches* d'encre, de rouille, de fruit, de vin ; sur des étoffes de laine, de taches de graisse, de cambouis, de bougie, etc.

Nettoyage d'objets en cuivre, en acier, en corne ; de gants, de chapeaux de paille, de voiles de crêpe.

TROISIÈME ANNÉE.

Blanchissage d'objets en flanelle, en tricot de laine ; de dentelles blanches et de dentelles noires.

Amidonnage et repassage de chemises d'homme ; d'objets en mousseline et de pièces de linge garnies.

Exercices de *tuyautage* sur des bandes de mousseline et de nansouk. Repassage de linge tuyauté : bonnets, garnitures, etc.

Préparation d'encaustiques et *nettoyage* de meubles cirés ou vernis ; de cadres dorés, etc.

Préparation et *nettoyage de lampes* à gaz, à essence, à pétrole, à huile, etc.

Jardinage.

Les travaux pratiques d'horticulture sont d'une incontestable utilité pour les jeunes filles, car, dans bien des cas, c'est la femme, la ménagère qui s'occupe des soins du jardin.

Ces travaux doivent familiariser les élèves avec les notions scientifiques applicables à l'agriculture en général, mais surtout à l'horticulture.

Jardin fruitier. — Semis de pépins et de noyaux. Transplantation des plants déjà obtenus. Formation des marcottes et des boutures. Greffes. Plantation des arbres fruitiers. Fumure de certains arbres fruitiers. Soins à donner aux arbres malades. Taille et palissage des arbres fruitiers.

Pincements, suppression des fleurs, des fruits trop nombreux; arrosage. Destruction des insectes nuisibles et des plantes parasites. Récolte et conservation des fruits.

Jardin potager. — Application des engrais. Formation du terreau. Labourage, semis, nettoyage des allées, plantation des bordures. Emploi des abris. Transplantation, arrosage, binage, sarclage, buttage, roulage. Récolte et conservation des graines.

Jardin d'agrément. — Mêmes soins qu'au jardin potager. Multiplication de certaines plantes vivaces au moyen de marcottes et de boutures, écussonnage du rosier vers la fin de juillet, entretien du petit jardin botanique, conservation pendant l'hiver de certaines plantes sensibles à la gelée.

Cultures démonstratives. — A. En milieu stérile. Semis, en pots ou en caisses, dans du gravier, du sable ou du verre cassé, de diverses espèces de graines : haricot, millet, chanvre, maïs, etc.; préparation des engrais nécessaires à l'arrosage (l'un sera complet; à chacun des autres il manquera un des éléments essentiels).

B. Comparaison, dans un carré du jardin, de l'effet des divers engrais; exemples : planche de légumes semés ou repiqués en lignes, une ligne arrosée à l'eau ordinaire, chacune des autres avec une solution convenablement étendue d'engrais différents. Essais analogues avec engrais solides préalablement incorporés au sol.

En hiver, on fera quelques applications à l'horticulture d'appartement.

4° A L'ÉCOLE NORMALE D'INSTITUTRICES

Économie domestique, hygiène, travaux du ménage.

Le programme des écoles normales d'institutrices, tout en restant, dans ses grandes lignes, le même que celui des écoles normales d'instituteurs, doit s'adapter particulièrement à l'éducation féminine et au rôle social de l'institutrice. Pourvoir à l'alimentation, veiller à l'hygiène, soigner les malades, assurer le bien-être, si relatif soit-il, et régler la dépense, telle est une partie — et non des moindres — du rôle de la femme. L'institutrice, qui a besoin de pratiquer cet art multiple pour elle-même, doit pouvoir l'enseigner à l'école dans la mesure où l'âge des enfants le permet, et contribuer par son exemple, autant que par ses leçons, à en inspirer le goût autour d'elle. C'est pourquoi il a paru nécessaire de donner, dans les écoles normales d'institutrices, une place importante à l'économie domestique, à l'hygiène et aux travaux du ménage.

Économie domestique.

(30 *leçons*) (1.)

Il est bien entendu qu'il ne s'agit pas ici d'un enseignement donné *ex cathedra*, mais de renseignements précis classés méthodiquement qui puissent servir aux applications ménagères que les élèves feront à la cuisine, à la buanderie ou au jardin.

Si plusieurs professeurs sont chargés de la direction de ces différents travaux, chacun prendra la série des leçons qui y correspond. L'économe, dans tous les cas, dirigera les exercices de cuisine, de nettoyage et de raccommodage.

Hygiène et soins médicaux.

(*Une heure par semaine.*)

Cet enseignement est en partie nouveau. Il a paru nécessaire de donner aux futures institutrices, avec une connaissance suffisante des lois de l'hygiène, une certaine pratique des soins que réclament les malades et la petite enfance. Sans sortir de son rôle qui n'est pas, bien entendu, celui d'un médecin, l'institutrice peut discerner les malaises, prévenir la contagion, savoir comment on évite la propagation des maladies épidémiques et par quelles précautions on peut diminuer la mortalité infantile.

Maladies infectieuses. — Microbes. Biologie générale élémentaire des microbes. Microbes saprophytes et microbes pathogènes. Stérilisation et désinfection. Dangers des plaies. Asepsie et antisepsie.

Application des connaissances microbiennes à l'étude de la tuberculose. Ses causes prédisposantes, ses divers modes de contagion et sa prophylaxie.

Énumération des principales maladies infectieuses, leur mode de propagation et leur prophylaxie.

Maladies dont la déclaration est obligatoire (pour le médecin). Maladies dont la déclaration est facultative. Désinfection obligatoire et désinfection facultative.

Vaccine. Obligation de la vaccination et de la revaccination.

Air. — Physiologie de la respiration. Quantité d'air nécessaire à la respiration. Air confiné. Asphyxie. Empoisonnement par le gaz carbonique, l'oxyde de carbone.

Danger des poussières.

Lumière. — Importance de la lumière solaire pour la conservation de la santé. Lumière, agent de destruction des

(1) Le programme est analogue à celui des écoles primaires supérieures donné précédemment (voir p. 39).

microbes. Eclairage naturel et éclairage artificiel. Myopie par insuffisance d'éclairage. Inconvénients, pour la vue, des lumières émettant beaucoup de rayons chimiques.

Eau. — Composition variable des eaux suivant les régions. Eaux stagnantes, eaux courantes, sources, eaux de pluie, puits, citernes.

Conditions que doit remplir une eau potable. Contamination des eaux par des germes pathogènes.

Boissons. — Eau et boissons aromatiques. Boissons alcooliques. Teneur en alcool du vin, du cidre, de la bière. Danger des liqueurs contenant des essences. Alcoolisme aigu et alcoolisme chronique. Danger de l'alcoolisme pour l'individu, pour ses descendants, pour la société.

Aliments. — Classification des aliments en azotés, gras et féculents. Composition des principales substances alimentaires.

Nécessité de l'aliment servant à l'entretien des organes et devenant la source de la chaleur et du mouvement.

Rations alimentaires.

Dangers d'une alimentation insuffisante. Dangers de la suralimentation.

Empoisonnement par les substances alimentaires. Altération des aliments par des parasites végétaux ou animaux. Ptomaïnes. Avantages et dangers des conserves alimentaires.

Maladies transmissibles par les aliments.

Hygiène de la personne. — Soins à donner à la peau, aux cheveux, aux oreilles, aux yeux, aux dents, aux pieds, etc.

Parasites de l'homme et leur mode de destruction.

Nécessité de l'exercice physique. Gymnastique. Sports. Maladies menaçant les hommes qui prennent un exercice insuffisant, surtout lorsque l'alimentation est exagérée.

Surmenage physique. Surmenage psychique.

Hygiène des vêtements. — Divers tissus employés dans les vêtements. Leur valeur relative au point de vue de l'hygiène. Nécessité de leur propreté et, dans certaines circonstances, de leur désinfection.

Hygiène de la maison. — Aération. Éclairage. Chauffage. Propreté. Aménagement des fosses d'aisances.

Désinfection des locaux habités par des personnes atteintes de maladies contagieuses.

Animaux pouvant rendre les maisons incommodes ou insalubres, insectes (punaises, moustiques, etc.) ou mammifères (rats, souris).

Puériculture (1). — 1° *Soins à donner aux nouveau-nés.*

(1) Il est recommandé d'organiser des visites aux crèches et de faire suivre aux élèves-maîtresses, partout où ce sera possible, les cours institués par les sociétés d'assistance ou de secours aux malades et aux blessés.

— 1° Propreté. 2° Habillement. 3° Abris et berceaux.

2° *Alimentation des nouveau-nés. Allaitement.* — Allaitement maternel; pratique de l'allaitement. Allaitement artificiel; stérilisation du lait. Allaitement mixte. Allaitement par les nourrices.

3° *Surveillance. Soins divers du premier âge.* — Surveillance de l'allaitement. Accroissement du nouveau-né. Vaccination. Premières sorties. Dentition. Exercices et premiers pas. Sevrage. Alimentation de l'enfant dans l'année qui suit le sevrage.

Cuisine.

(*Deux heures par semaine.*)

Les deux heures par semaine portées à la répartition générale pour les exercices de cuisine représentent une moyenne annuelle pour chaque élève ; mais, dans la pratique, le service s'organisera d'après les indications suivantes :

Chaque élève-maîtresse préparera vingt repas *au minimum*. Cela consistera à confectionner au moins trois plats : soupe, viande, légumes, auxquels on ferait bien d'ajouter un entremets ou une compote.

Elle aura comme aide une compagne qui sera chargée d'éplucher les légumes avec elle, de mettre la table, de servir, de ranger la vaisselle et les ustensiles de cuisine après les avoir nettoyés. Une autre fois, l'aide sera cuisinière et la cuisinière l'aidera.

Toutes deux devront inscrire sur leur carnet de cuisine le menu, les recettes et la dépense (1).

Les deux élèves seront de service pendant une semaine et leur tour reviendra au moins trois fois dans l'année.

Elles prépareront un repas pour six personnes au plus, y compris elles deux, non d'après le menu de l'école, mais selon la nourriture qu'une institutrice peut se procurer soit à à la campagne, soit à la ville.

Elles ne s'exerceront pas dans la cuisine de l'école, mais autant que possible dans une pièce aménagée à cet effet. Une petite cuisine longue de 3 mètres et large de 2, avec une fenêtre, un fourneau et un évier, est suffisante. Le repas sera servi soit dans une pièce contiguë si l'on en dispose, soit, à défaut, au réfectoire.

Il n'est pas nécessaire que l'économe, qui dirige les travaux de cuisine, soit présente pendant toute la confection du repas. Il est bon, au contraire, — les indications principales une fois données, — qu'elle laisse de l'initiative aux élèves. Il est beaucoup plus désirable qu'elle dîne avec elles pour stimuler leur amour-propre et donner des conseils utiles.

(1) Le programme officiel oublie de mentionner ici le RAPPORT NUTRITIF entre les aliments protéiques et les autres ; ce rapport, appelé aussi *relation nutritive*, est indispensable pour établir, ou pour vérifier l'*équilibre hygiénique* des menus. — R. L.

L'économe établira les menus de manière que l'enseignement soit méthodique. Chaque repas exigeant un certain temps, le repas préparé sera celui du soir.

Savonnage et repassage.

(*Deux heures par semaine.*)

Savonnage. — Ce n'est pas non plus à la buanderie de l'école, lorsqu'on fait la lessive du linge de la quinzaine, que les élèves doivent être exercées à ce travail. Elles doivent apprendre à faire un savonnage de menu linge, tel qu'une ménagère en fait sur son fourneau, tel que l'institutrice l'organisera plus tard si elle est adroite.

A défaut d'une buanderie, la salle des bains de pieds ou un sous-sol bien aéré peuvent convenir. L'essentiel est que les élèves-maîtresses sachent laver, c'est-à-dire détacher le linge et le rendre blanc, ne pas l'user en le frottant maladroitement ou en employant des produits qui le brûlent, et améliorer l'eau quand celle-ci est mauvaise. On leur montrera également à laver les flanelles, les tricots de laine, les bas, etc.

Repassage. — Le repassage sera également fait au point de vue de l'éducation des élèves et non comme un service nécessaire à la lingerie. C'est une tâche facile, mais trop souvent négligée : une maîtresse capable doit montrer à repasser et contrôler le travail une fois achevé.

Un programme n'est pas nécessaire, mais il est sûr que les débutantes commenceront par le linge plat et uni, et que les plus expérimentées feront l'amidonnage et le repassage du linge empesé, froncé ou orné.

Nettoyage et entretien des meubles, des vêtements, etc.

(*Deux heures par semaine en hiver.*)

C'est ici qu'il faudra à la maîtresse le plus d'ingéniosité pour préparer les exercices : elle doit avoir, à l'heure de la leçon, la disposition des meubles, objets, vêtements qu'il s'agit de nettoyer. Elle tracera un programme de manière que les principaux travaux d'entretien d'un logement, des objets mobiliers et des vêtements aient été faits. Dans le courant de l'hiver, elle se procurera de grands échantillons des principaux tissus, non seulement pour exercer les élèves à en discerner la solidité, la valeur et l'usage, mais aussi pour leur apprendre à enlever adroitement les différentes taches.

Jardinage.

(*Deux heures par semaine, l'été surtout.*)

Bien des raisons militent en faveur des travaux de jardinage à l'école normale : ils constituent la meilleure des gymnastiques ; ils occupent les récréations d'une manière active ; ils préparent, pour l'institutrice qui saura plus tard entretenir son jardin, des ressources précieuses et la plus saine des distractions ; enfin, ils la rapprochent de ces familles rurales avec lesquelles elle est le plus souvent appelée à vivre.

Il n'est pas indispensable que l'école possède un terrain très vaste, ni spécialement approprié aux travaux horticoles, pour qu'une partie de ces résultats soient atteints ; il suffit que les pelouses, les corbeilles, les plates-bandes, les groupes d'arbres soient distribués aux élèves de troisième année et qu'elles en restent toute l'année responsables. Dès lors le jardin prend à leurs yeux un intérêt qu'il n'avait pas jusqu'alors, et, avec quelques directions d'un professeur, elles prennent peu à peu goût à la culture.

Il serait préférable pourtant que l'on pût établir un jardin potager où les élèves feraient pousser les principaux légumes, et qu'il y eût un verger où elles s'exerceraient à la taille, à la greffe, à la conduite des arbres fruitiers. Quelques plates-bandes permettraient d'essayer des semis, des bouturages, etc. Pour une promotion de vingt élèves, un terrain de 600 mètres carrés, d'un seul tenant ou en plusieurs parties, est suffisant et se trouve dans la plupart des écoles normales.

Les travaux de jardinage occuperont, en dehors des récréations, au moins deux heures par semaine. Chaque élève prendra, sur les études, le temps nécessaire à la culture qui lui sera confiée. La direction des travaux appartient au professeur de sciences naturelles.

Lorsque l'école normale dispose d'une basse-cour ou d'un rucher, il est bon d'associer les élèves aux travaux qu'ils nécessitent. Il ne faut pas oublier qu'un certain nombre d'institutrices enseigneront dans les écoles mixtes et qu'il leur faudra donner des notions élémentaires d'agriculture.

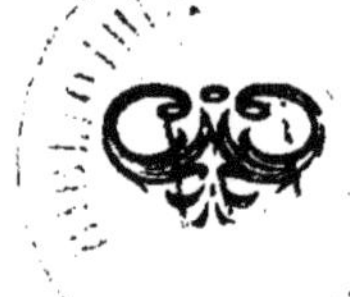

11156-15. — Corbeil. Imprimerie Crété.

www.ingramcontent.com/pod-product-compliance
Ingram Content Group UK Ltd.
Pitfield, Milton Keynes, MK11 3LW, UK
UKHW020448180726
13839UKWH00004B/1702